JN016993

専門医が教える

肝臓から 脂肪を 落とす 実践レシピ

7日間

肝臓外科医

尾形 哲

KADOKAWA

はじめに

「食べる量を減らしているのに、やせない……」と、お悩みの方へ。

　もしかしたら"肝臓にたまった脂肪"のせいで、肝臓が十分に働いていないのが原因かもしれません。

　肝臓は食べ物を体のあらゆる部位で必要な形に変化させる（＝代謝を司る）、人体最大の臓器。肝臓に脂肪がたまると本来の働きができず、太りやすく、疲れやすくなります。これが**"脂肪肝"という病気**です。

　脂肪肝の正式な病名は、「非アルコール性脂肪性肝疾患（NAFLD）」といいます。飲酒習慣がないのに肝細胞に脂肪がたまる病気で、現在、日本では成人の約3人に1人、2300万人以上が罹患しています。そして、今のところ脂肪肝を治す特効薬はないのです。

　でも、治らないと諦める必要はありません。改善する唯一の方法が、科学的にも証明されています。
──その方法が"肝臓をいたわる食事"です。

　私の本職は肝臓外科医で、長年、生体肝移植ドナー（臓器提供者）の減量指導を行ってきました。ドナー

に脂肪肝があると移植した肝臓が働かないために、短期間で脂肪肝を改善させる必要があったからです。その際に結果を出したのが、食事改善でした。

　こうしたノウハウを発展させ、2017年より一般の方への脂肪肝改善を目的とした専門外来「スマート外来」を開始。外来患者さまの**8割以上が、3カ月で5kg以上の減量に成功し、脂肪肝が改善**しています。

　スマート外来の指導法を公開したのが、前著『専門医が教える　肝臓から脂肪を落とす食事術』（KADOKAWA）です。やせたというお言葉をいただく一方、より具体的な方法を知りたいという声も寄せられました。

　本書は、そうした要望にお応えする**"マネするだけで脂肪肝が改善するレシピ集"**です。脂肪肝を改善させる食事は、けっして難しくありません。スーパーやコンビニで買える食材だけで大丈夫！　7日間3食プログラムの実践で、どなたでも食べ方のコツをマスターできます。まずは、チャレンジしてみてください。

 肝臓外科医　尾形 哲（おがた さとし）

朝食の野菜スープ で、9kg減。
家事でこまめに体を動かし、
糖尿病と脂肪肝炎を克服

K.Cさん（女性・当時58歳）

　幼少期からぽっちゃり体型でしたが、**50代で急に体重が増え、ヘモグロビンA1cや肝機能の数値も異常値に**。不安で受診したスマート外来担当の先生から「食事の改善と運動に取り組めば、よくなりますよ」と励ましてもらいました。

• • •

　そこからはタンパク源の肉や魚は手のひらサイズ、野菜はたくさん。**緑、赤、黄、黒、茶の5色の野菜をとる**ように。長年食べていなかった朝食には野菜スープを取り入れ、ご飯は70gまでに。運動は続かないと思ったので、洗濯ものを数枚ずつ干して歩数を増やしたり、お風呂掃除をていねいに行ったり、**家事で体を動かす工夫**をしました。大好きな甘いものなしで過ごせたのは、体重が減る喜びがあったからですね！

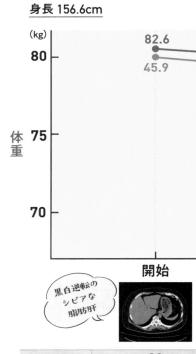

身長 156.6cm

（kg）
82.6
80
45.9

75

70

体重

開始

黒白逆転の
シビアな
脂肪肝

AST	90
ALT	87
γ-GTP	55
中性脂肪	330
空腹時血糖	125
HbA1c	8.1

検査項目と数値についての解説は、P.124へ

減量中の食事と数値の変化

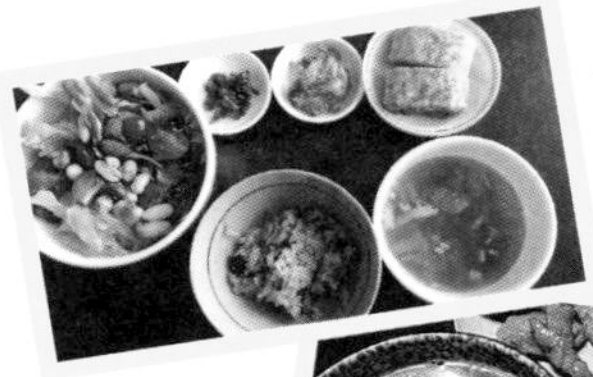

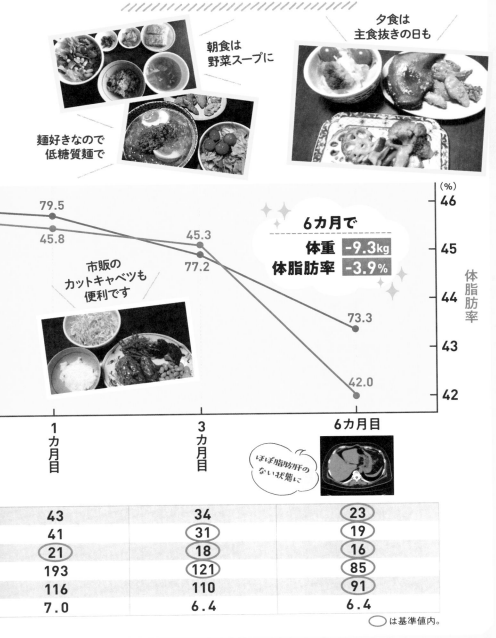

朝食は
野菜スープに

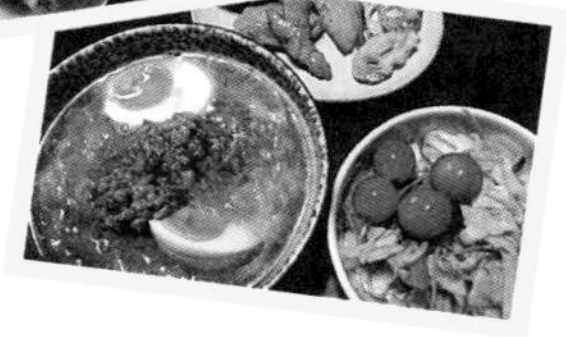

麺好きなので
低糖質麺で

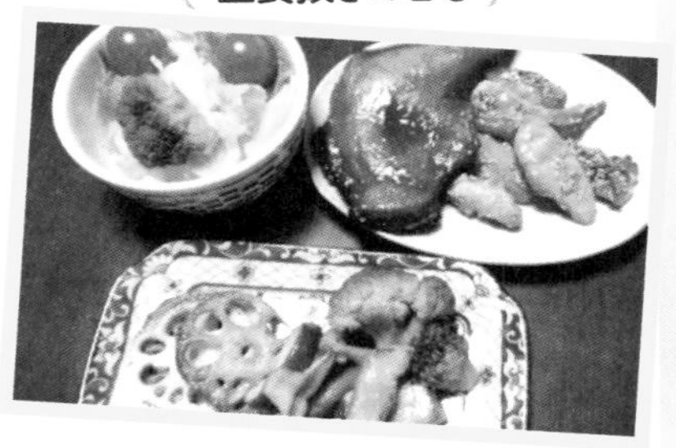

夕食は
主食抜きの日も

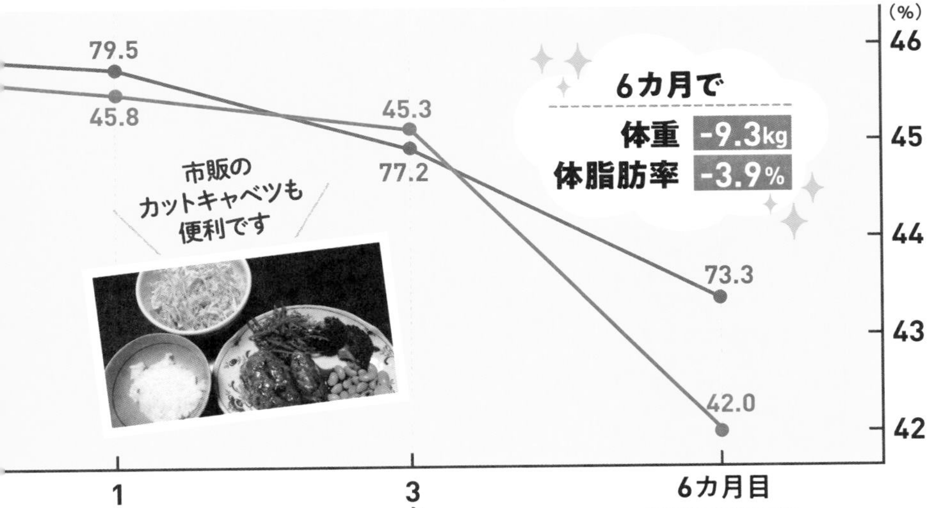

(%)
46
45
44
43
42
体脂肪率
79.5
45.8
45.3
77.2
73.3
42.0
6カ月で
体重 -9.3kg
体脂肪率 -3.9%
市販の
カットキャベツも
便利です
1カ月目
3カ月目
6カ月目

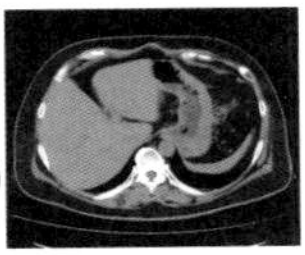

ほぼ脂肪肝の
ない状態に

1カ月目	3カ月目	6カ月目
43	34	(23)
41	(31)	(19)
(21)	(18)	(16)
193	(121)	(85)
116	110	(91)
7.0	6.4	6.4

○は基準値内。

データ提供：佐久市立国保浅間総合病院「スマート外来」。CT写真は左右逆転して表示されます。

食事を変え、半年で13.5kg減。 "やせる食べ方"で、健康を取り戻せた

S.Rさん（男性・当時41歳）

プロスポーツ選手だった私ですが、経営者の今は会食も大事な仕事。**選手時代と比べて体重は15kg増え、娘の誕生を機に保険に入ろうとしたら、健康診断結果を理由に加入を拒否されました。**「これはマズイ」と受診したのが、スマート外来でした。

・・・・

初診時に食事指導を受け、担当の先生からは「大事なのは、最初の1カ月。集中して取り組みましょう」と。新型コロナの自粛期間と重なって自宅で食事をとれたこともあり、**1カ月で5.8kg減。**筋トレも再開して、ほぼ選手時代の体重まで戻りました。再び外食の機会が増えていますが、**タンパク質不足にならず、野菜を意識してとるメニュー選びで体重を維持。**保険にも、無事に加入できましたよ。

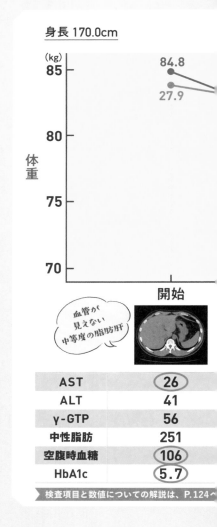

身長 170.0cm

84.8
27.9

開始

血管が見えない中等度の脂肪肝

AST	26
ALT	41
γ-GTP	56
中性脂肪	251
空腹時血糖	106
HbA1c	5.7

検査項目と数値についての解説は、P.124へ

減量中の食事と数値の変化

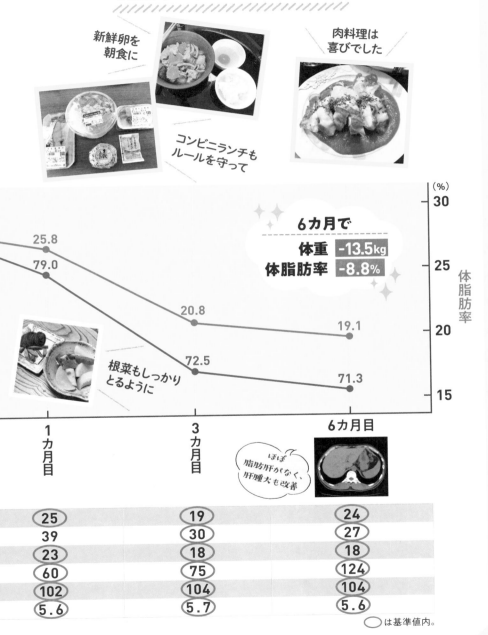

新鮮卵を朝食に

肉料理は喜びでした

コンビニランチもルールを守って

根菜もしっかりとるように

6カ月で

体重 -13.5kg
体脂肪率 -8.8%

25.8
79.0
20.8
72.5
19.1
71.3

（％）
30
25
20
15

体脂肪率

1カ月目　3カ月目　6カ月目

ぼぼ脂肪肝がなく、肝腫大も改善

25	19	24
39	30	27
23	18	18
60	75	124
102	104	104
5.6	5.7	5.6

◯は基準値内。

データ提供：佐久市立国保浅間総合病院「スマート外来」。CT写真は左右逆転して表示されます。

入院をきっかけにダイエット。

キャベツ＋豆腐 と

宅配弁当 で30kg減！

K.Kさん（男性・当時33歳）

当時はストレスも多く、夕食はカップ麺2つにご飯を入れて食べるような乱れた食生活を送っていました。**体重は145kgとなり、体調を崩して入院。**糖尿病も心配なのでと、体重を減らすよう指導を受けました。

• • •

入院中に15kgほど減量しましたが、スマート外来担当の先生に言われて、体重と食事を記録することに。栄養指導も受けましたが、自分だけでバランスよく食事をするのは難しく、冷凍の宅配弁当を頼りました。**朝食はキャベツと豆腐、昼食と夕食は主菜と副菜がついたおかずセット弁当を購入し、そこにキャベツと豆腐をつけて食べる毎日。**記録を始めて、**6カ月で17kg、1年で30kgの減量に成功。**今は1時間ほど歩くようにもなりました。

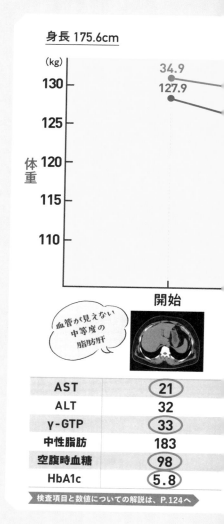

身長 175.6cm

(kg)	
130	34.9 127.9
125	
体重 120	
115	
110	

開始

血管が見えない中等度の脂肪肝

AST	21
ALT	32
γ-GTP	33
中性脂肪	183
空腹時血糖	98
HbA1c	5.8

検査項目と数値についての解説は、P.124へ

減量中の食事と数値の変化

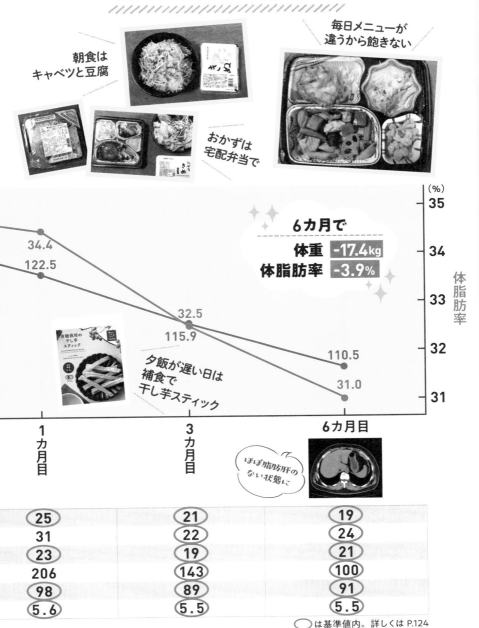

朝食は
キャベツと豆腐

おかずは
宅配弁当で

毎日メニューが
違うから飽きない

6カ月で
体重 **-17.4kg**
体脂肪率 **-3.9%**

夕飯が遅い日は
補食で
干し芋スティック

ほぼ脂肪肝の
ない状態に

34.4
122.5

32.5
115.9

110.5
31.0

（%）
35
34
33
32
31

体脂肪率

1
カ
月
目

3
カ
月
目

6カ月目

(25)	(21)	(19)
31	22	(24)
(23)	(19)	(21)
206	(143)	(100)
(98)	89	91
(5.6)	(5.5)	(5.5)

◯ は基準値内。詳しくは P.124

データ提供：佐久市立国保浅間総合病院「スマート外来」。CT写真は左右逆転して表示されます。

CONTENTS

PART 1

3カ月で5kg減！
肝臓をいたわってやせる食べ方

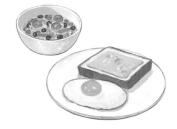

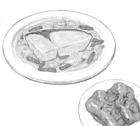

PART 2

定番化が大事！
肝臓をいたわるスマート献立
～7日間の献立プラン～

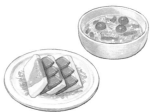

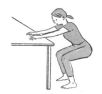

PART
3
これなら続く！
イレギュラー対応プラン

困った…

本書の使い方

* 大さじ1は 15㎖、小さじ1は 5㎖、少々は小さじ 1/8 ほど。1カップは 200㎖ です。
* 食材を洗う、皮をむく、ヘタや種を取るなどの下処理は記述を省略している場合があります。
* 火加減はとくに記載がない場合、中火で調理してください。
* 電子レンジは 600W を基準にした加熱時間です。500W の場合は 1.2 倍を目安に加減してください。
* 電子レンジで加熱する場合は、必ず耐熱の器や容器を使用してください。
* 栄養計算は、文部科学省『日本食品標準成分表 2020 年版（八訂）』をもとに算出しています。

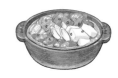

STAFF

レシピ考案・栄養計算 ── 岩﨑啓子（料理家・管理栄養士）
装丁 ───────── 小口翔平＋嵩 あかり（tobufune）
本文デザイン ───────────── 島村千代子
イラスト ─────────────────── omiso
編集・制作協力 ────────── 江山 彩（編集室桜衣）
執筆協力 ────────────────── 杉浦美佐緒
校正 ──────────────── 麦秋アートセンター
編集 ──────────────── 大矢麻利子（KADOKAWA）

3カ月で5kg減！

肝臓を
いたわってやせる
食べ方

肝臓の脂肪を落とすには、最適な食べ方があります。
これまでやせられなかった患者さんの8割が
3カ月で5kg減を達成した
"食べ方のルール"をご紹介します。
肝臓をいたわる食事で、しっかり体重が落ちます。

「タスキの法則」で 肝臓の脂肪を落とす

　ダイエットを始める方にお伝えしているのが、とにかく**"最初の1カ月を集中して取り組む"**ということ。1カ月間で減量が成功すると、3カ月後に目標の体重まで減量しやすいという確かな実績を得たからです。

　どこぞのCMではありませんが、結果にコミットするためには、「**短期間**」で、経過を「**数値化**」して、「**記録**」することが大切だと考えています。これらの頭文字をとって、「タスキの法則」と覚えてください。

　1年間かけて6kg減らすより、3カ月で6kg減らして維持するほうが、血糖値を一定に保つ「耐糖能」が改善するというデータもあります。

「数値化」とは毎日体重を量ること。「記録」はそれを目に見える形で残すことです。変化が見られたときは大きな励みになりますし、うまくいかないときはやり方を見直すきっかけにもなります。次ページを参考に減量目標を決め、まずは1カ月間全力で取り組んで。

「タスキの法則」を成功させる
目標体重の決め方

体重を7%減らすと、
肝細胞から脂肪が減少すると報告されています。
減量目標は、現在の体重から7%減らすこと。

\ 目標は7%の体重減 /

減量目標 (kg) **＝ 現在の体重** (kg) **× 0.07**

（例）現在80kgの人なら…　　　　　　\ 減量目標 /

80 (kg) **× 0.07 ＝ 5.6** (kg)

基本の考え方
1カ月で2kgの減量を3カ月

1・2・3の法則

スマート外来では、原則として「1カ月で2kg減量、それを
3カ月継続して6kgの減量を達成し、6カ月維持する」こと
を目標にしています。1カ月で減らす体重は、ムリせず
2～3kg以内にとどめることが大切です。

飲み物は水、お茶、ブラックコーヒーに

　ダイエットの落とし穴になりがちなのが、実は飲み物です。「甘い飲み物はそんなに飲んでいない」という人でも、"健康のため"と野菜ジュースや果汁100％のジュース、スポーツドリンク、乳酸菌飲料などを積極的にとっていたりしませんか？　これらの飲み物には、糖分がたっぷり含まれています。

　ちなみに、ゼロカロリーだから「ダイエットコーラなら大丈夫！」というのも勘違い。ゼロカロリー飲料に含まれる人工甘味料は砂糖ではありませんが、脳で甘みを感じます。こうした飲料をとると**食欲が増すだけでなく、腸内環境を悪くする**こともあります。

　飲み物のルールは"砂糖なし、人工甘味料なし"です。**水、お茶、ブラックコーヒーに限定**しましょう。

　体重を落としたいあまり、水分を控える人がいますが、代謝を上げて排泄を促すために、水分摂取は大切です。**食事以外で1〜1.5ℓとる**のが目安です。

体によさそうな飲料でも
NGな理由

体にいいと思って飲んでいるその飲料は、
実は肝臓にダメージを与えています。
ありがちな誤解と、飲まなくていい理由を解説します。

誤解 野菜ジュースで 野菜不足を解消！

野菜をとってほしいのは、豊富な食物繊維を摂取するため。野菜ジュースでは食物繊維が大半取り除かれているため、野菜代わりにはなりません。糖分も含まれるので、避けましょう。

誤解 熱中症予防には スポーツドリンク

熱中症予防にスポーツドリンクを飲む人がいますが、500㎖のペットボトルにシュガースティック約10本分（＝約30g）の砂糖を含有。がぶ飲みすれば、血糖値は急上昇。麦茶で十分です。

誤解 腸活になるから 乳酸菌飲料を飲む

腸内環境をよくするために乳酸菌飲料を飲む人がいます。腸内細菌を活発にする効果は考えられますが、肝臓のためには避けましょう。乳酸菌飲料には、砂糖が大量に含まれています。

誤解 ゼロカロリー飲料は ダイエット向き

減量中でもダイエットコーラならOKという考え方は危険。甘いゼロカロリー飲料には人工甘味料が使われていて、摂取カロリーはゼロでも、腸内環境を悪化させることもあります。

減らすのは主食。今の半分からに

「糖質制限」という食事法は広く知れわたってきているようです。でも糖質をどれだけ減らすべきかという点では、意見はさまざまです。確かに言えることは、糖質のとりすぎは血糖値を上げ、肝臓の脂肪を増やす原因になります。だから、"減らすべき"です。でも、続けるためには**ゼロにしてはいけません**。

糖質量には明確なルールを設けています。**1食分の糖質量は20〜40g**。1日のトータルで130gまでにしましょう。糖質が多い主食で考えると、1食あたり**のご飯の目安量は70g**です。これなら主食からの糖質量は25gほどで、肉や魚、野菜を十分にとっても、糖質量が増えすぎる心配がありません。

茶碗1杯でご飯150gになるので、茶碗に半分です。最初のうちは重さをきちんと量って食べましょう。なお、玄米でも雑穀米でも糖質量自体は変わらないので、たくさん食べていいことにはなりません。

1食あたりの
主食の目安量

糖質を多く含む食品が、ご飯、パン、麺です。
精製糖質であるこれらの
主食の量を把握して、食べましょう。

ご飯

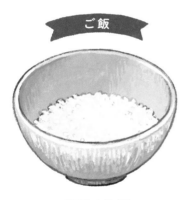

食パン

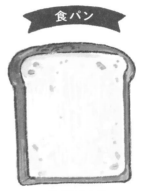

茶碗 1/2杯
70g

6枚切り1枚
60g

ロールパン	1.7個（50g）
うどん（ゆで）	1/2玉（120g）
うどん（乾燥）	35g
そば（乾燥）	35g
スパゲッティ（乾燥）	35g
もち	1個（50g）

データ提供：佐久市立国保浅間総合病院「スマート外来」

朝食は
必ず食べる

「1秒でも長く寝ていたい」「朝は胃が重くて……」という理由で、朝食を食べない人がいます。ですが、**やせる食事の始まりは、朝食から**です。

　朝食を抜くとほかの食事の量が増えやすくなります。そこで糖質メインの丼やパスタを食べれば、血糖値は急上昇。**血糖値の急上昇こそが、糖尿病や脂肪肝の引き金**になることを知ってください。なお、朝食をとるのはお腹を満たして食べすぎを防ぐためだけではありません。朝食をとると次の食後の血糖値急上昇を抑える「セカンドミール効果(※)」も期待できるのです。

　朝食は必ずとる。 そして、食事内容も大切です。血糖値を上げにくい朝食のポイントは、野菜を十分にとることです。朝は「野菜スープ」がおすすめです。加熱することで量もとりやすく、適度に水分もあって満腹感を得られます。パンだけを食べるよりも、**野菜スープをつけることでダイエット効果が上がります。**

※最初にとる食事（ファーストミール）が、次にとった食事（セカンドミール）の後の血糖値にも影響をおよぼすこと。

食べても
血糖値が上がりにくい朝食

糖質を含む食品を食べると血糖値が上がります。
でも、食物繊維を加えれば、血糖値の上昇はゆるやかに。
"足してやせる朝食"選びを。

血糖値が
上がりやすい朝食

血糖値が
上がりにくい朝食

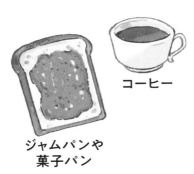

コーヒー

ジャムパンや
菓子パン

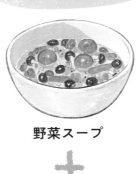

野菜スープ

＋

野菜スープを
足すと
血糖値が
上がりにくい！

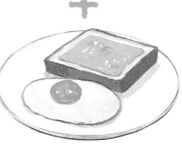

洋食セット
▶ P.35

食物繊維は2倍に。
先に食べる

　主食を半分にする代わりに、**いつもの２倍に増量したいのが野菜やきのこ類、海藻、こんにゃく**です。共通点は"食物繊維が豊富"なこと。主食のご飯、パンなどを減らすと、食物繊維の摂取量も減ってしまいます。しかし血糖値の急上昇を防ぐために、食物繊維の摂取不足は阻止しなくてはなりません。そこで、食物繊維が豊富な食材を十分にとってほしいのです。

　ダイエットといっても、食べてもよいものがあれば安心感にもなりますね。**野菜をしっかり食べることで食欲にブレーキをかける**ことができますし、**よくかんで食べれば満足感**にもつながります。

　野菜の１日あたりの摂取量は手で持つと両手いっぱいになる 350ｇ が基本です。とくに**緑黄色野菜を多め**にし、**野菜を食事の最初に食べる「ベジファースト」**を心がけると、食後に血糖値が急上昇する"血糖値スパイク（※）"を防ぐことができます。

※食後の血糖値が急上昇と急降下を起こす状態で、糖尿病や肥満、脂肪肝の引き金になる。

手軽に食物繊維を
ボリュームアップ

脂肪を落とすには食物繊維をしっかりとること。
野菜だけでなく、きのこ、海藻にも豊富なので、
便利な素材を利用して摂取量を増やしましょう。

● カット野菜、カットきのこ、冷凍野菜を活用

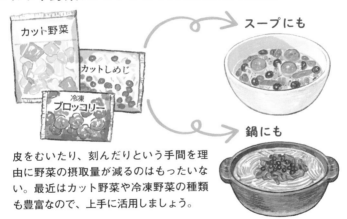

スープにも

鍋にも

皮をむいたり、刻んだりという手間を理
由に野菜の摂取量が減るのはもったいな
い。最近はカット野菜や冷凍野菜の種類
も豊富なので、上手に活用しましょう。

● こんにゃくおかずは作り置き

食物繊維が豊富なこんにゃくで
すが、すぐに味がしみないとこ
ろが難点。作り置きしておけば、
いつでも食べられます。

こんにゃくの作り置き副菜レシピは
P.109

● 海藻は乾物をスタンバイ

海藻は乾燥したものを常備して
おくといいでしょう。乾燥わか
めを汁ものに加えるだけで、食
物繊維量がアップ。

乾燥わかめのみそ汁は
P.90

タンパク質は
毎食20〜30gとる

　食物繊維のほかに、もう1つとるべき大事な栄養素がタンパク質です。魚、肉、卵、大豆食品、乳製品に豊富に含まれています。タンパク質は基礎代謝を上げる筋肉の材料になるため、減量時の重要な栄養源になります。消化・吸収に時間がかかるため腹持ちがよく、糖質と比べて"太りにくい"メリットもあります。

　不足しがちな人が多いので意識してとってほしいのですが、総合的な健康維持のためには適量があります。1日の摂取量の目安は、**現在の体重の1000分の1（kg→g）の1〜1.3倍**とします。例えば、体重が70kgの人なら、70〜91gが適量です。

　タンパク質は一度の食事でたくさんとるよりも、**毎食20〜30gの範囲で取り入れる**と、消化・吸収の面でも、食事のボリュームの面でもバランスをとりやすいです。肉や魚は100gで約20g、卵は1個で約7gのタンパク質がとれるので、目安にしてください [※]。

※タンパク質の1食分のとり方は、P.43で詳しく紹介します。

安いときに買い置きしたい
"神セブン"タンパク質食品

スーパーなどで購入しやすく、手軽に食べられる
タンパク質が豊富な食品を紹介します。
特売日に多めに買って、常備しておきましょう。

1 納豆

発酵食品で腸にもやさしい。植物性タンパク質で、食物繊維も豊富な優秀タンパク源。朝食に1パック（50g）を定番に。

2 豆腐

淡泊な味わいだからこそ、どんなメニューにも合うのがうれしい。冷や奴をつければ、ご飯の量が少なくても、満足感アップ。

3 ゆで卵

卵は食事からとらなくてはいけない必須アミノ酸をバランスよく含有しています。コンビニで買うもよし、自宅で多めに作るもよし。

4 サラダチキン

とりのむね肉やささみを蒸して味つけしたもの。昨今は、コンビニでほぼ購入できる商品です。お好きな味つけで。

5 ツナ缶

サラダにのせても、スープに加えても、納豆と混ぜても OK。常備しておき、肉や魚を切らしてしまったときには、迷わず開封。

6 さば缶

さば缶も常備しておきたい缶詰。そのまま食べてもおいしいけれど、ご飯にカット野菜とさば缶をのせれば立派な料理に。

7 ナチュラルチーズ

チーズは何でも OK ですが、選べるなら、加工されていないモッツァレラやカマンベールなどのナチュラルチーズを。

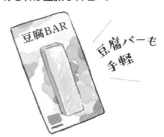

豆腐バーも手軽

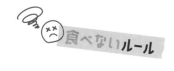

食べないルール

肝臓へのダメージ大！やめたい超加工食品

　あれもダメこれもダメとは言いたくありませんが、肥満や脂肪肝の原因になりかねない「超加工食品」は減らすことを心がけましょう。

　超加工食品とは、スナック菓子やカップ麺、アイスクリームなど、**糖分や塩分、脂肪を多く含む加工された食品で、添加物を多く含むもの**のことを指します。

　なかには常温で保存できたり、日持ちをよくしたりするなど利便性を追求したものも多く、食品というより工業製品のようです。

　アメリカの研究で、健康な男女に超加工食品と加工度合いの低い食品を2週間ずつ、計4週間食べてもらったところ、超加工食品を食べた2週間のほうが摂取カロリーが多く、体重も増加したそうです。

　超加工食品は食べても満腹になりにくく、食べはじめるとやめられない、ダイエッターの敵。ダイエット期間に限らず、極力、口にしないのが"健康の掟"です。

減量中は
食べず、買わず、持ち込まず

体にいいものを食べることは大事ですが、
体に悪いものを食べないことのほうがもっと大切。
大切な体のために、キッパリやめたい食品です。

食べない食品リスト

- ☑ スナック菓子
- ☑ 菓子パン
- ☑ カップ麺
- ☑ ハンバーガー
- ☑ ケーキ・クッキー
- ☑ ドーナツ

- ☑ アイスクリーム
- ☑ ミートボール
- ☑ チキンナゲット
- ☑ 高カロリーの
  清涼飲料水

日持ちのよい食品は
危険！

Dr. 尾形

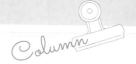
がんばりすぎず、ため込みすぎず 「あわてなんでいいよ」

　ダイエット成功のために必要なのは、栄養素や食べ方の知識を身につけることだけではありません。**「なぜ食べすぎてしまうのか」という根本的な原因を探り、解決しないとダイエットはうまくいかない**からです。

　おいしいものが大好きで食べすぎたからという人もいるでしょう。一方、「自分がやらなければ」と数々のタスクを抱え込み、愚痴も弱音も吐けず、食べることでしかストレスを解消できなくなっている人もいます。

　ストレスを原因に食べすぎる裏で、静かにダメージを受け続けているのが"沈黙の臓器"こと、肝臓です。

　まずは落ち着いて、抱えた荷物を下ろしませんか。

　私が暮らす長野県では、慌てなくていいと伝えるとき**「あわてなんでいいよ」**と言います。とてもやさしい響きで、気に入っています。もしストレスが大きくなってつらいときは、「あわてなんでいいよ」とご自身に伝えてみてください。

定番化が大事！

肝臓をいたわる
スマート献立

〜7日間の献立プラン〜

"がんばりすぎず""肝臓をいたわる"
食べ方を実現するのが、「スマート献立」。
マネするだけの「7日間の献立プラン」なので、
まずは、プランどおりに実践して食べ方を身につけて。
コツさえわかれば、あとは続けるのみ。

肝臓から脂肪を落とす
スマート献立の考え方

PART1で紹介した食べ方のルールを基本に、
実際に献立を組み立てていきましょう。
"定番化"して、"がんばらない"。
でも、"必要な栄養がとれる"献立の考え方を紹介します。

☑ Check お決まりメニューにしてラクになる

次の食事では何を食べようと日々考えるのは心を忙しくするだけ。毎日の1〜2食は固定にしましょう。朝食は「野菜スープ＋定番のセット」を用意。昼食は日によって変わるかもしれませんが、コンビニならこれを買う、自炊なら「ワンプレート＋副菜1品」と決めて定番化。食事作りについて、あれこれ考えるのはやめましょう。

朝は迷わず
レンチン
野菜スープ

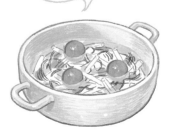

夕食の1品以外は
がんばらない

「ダイエットを始めるぞ!」と、はりきって食事作りをする人がいます。でも、そういう人は途中で疲れてしまいます。継続してこそ、肝臓をいたわれるというもの。そこで、食事作りの手間は徹底的に省きましょう。とはいえ、おいしく食べる楽しみも残したいので、手をかけて調理するのは、夕飯の主菜だけに限定します。

コンビニも
頼れる存在!

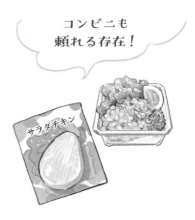

サラダチキン

カロリーは気にせず
上手に3食食べる

「カロリー計算は面倒だ」と、思っている方に朗報です。今回紹介する食事法は、カロリーを気にする必要はなく、細かな栄養計算の必要もありません。「主食の量を守って、糖質を控える」「野菜などの食物繊維はいつもの2倍」「タンパク源を必ずつける」というルールを守って3食食べれば、自然と必要な栄養がとれます。

\ 1日にとりたい栄養 /

タンパク質
1日90g程度
（毎食 20~30g）

- - - - - - - - - - - - - - -

食物繊維
1日20g以上

- - - - - - - - - - - - - - -

糖 質
1日130g以下
（1食 40g程度まで）

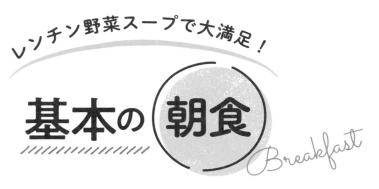

レンチン野菜スープで大満足！

基本の 朝食

Breakfast

朝食は "必ず食べる" のがルール。
時間がない朝でも、電子レンジで3分ほどで完成する
野菜スープがあればこわいものなし。

朝食献立の考え方

朝食はレンチンでできる「野菜スープ」に、
「和食セット」か「洋食セット」をつけましょう。

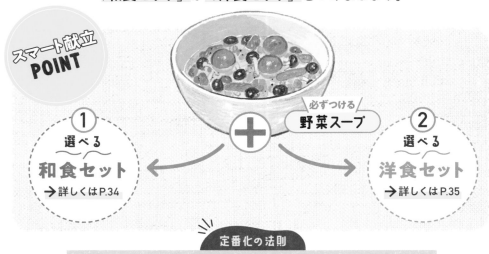

スマート献立
POINT

必ずつける
野菜スープ

+

① 選べる
和食セット
→詳しくはP.34

② 選べる
洋食セット
→詳しくはP.35

定番化の法則

野菜スープは レンチン で。
和食か洋食で セットメニュー を 固定

朝食に野菜スープをおすすめする5つの理由

1 たっぷりの食物繊維がとれて
血糖値が上がりにくい

肝臓に脂肪が増えるのは、食後の血糖値が急上昇することが一因。野菜やきのこ、海藻たっぷりのスープを"先食べ"すれば、血糖値が上がりにくくなります。

----

2 体が温まるので
代謝が上がってやせやすい

温かいスープを飲めばほっとするだけでなく、体の内側から温まって代謝がアップ。脂肪の燃焼効率が上がった状態で、1日をスタートできます。

----

3 水分があるので満腹感を得やすく
腸の働きも活発に

体のめぐりをよくするために、水分補給は欠かせません。スープなら水分補給がしやすく、満腹感もあります。さらに、腸を刺激して動きを活発にします。

----

4 レンジで調理できて
カップのまま食卓に出せる

具材を用意してコトコト煮込む時間がない方も多いでしょう。電子レンジを使えば約3分で完成。1カップ程度の水分と具が入る耐熱の器だけ用意してください。

----

5 カット野菜、冷凍野菜で時短。
忙しい朝にもってこい

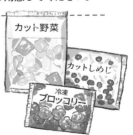

野菜を切る手間のために、野菜スープを敬遠してほしくはありません。今は、カット野菜や冷凍野菜が市販されているので、それを活用すれば手早く作れます。

ご飯の気分なら…

和食セット

野菜スープにプラスする「和食セット」。
タンパク質をとれる「卵料理」と「納豆」に、
「ご飯」をつけるセットです。

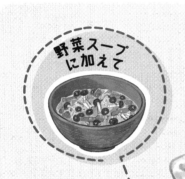

野菜スープ
に加えて

❶ 卵料理

温泉卵やゆで卵、目玉焼きな
ど、タンパク質を約7gとれる
卵1個分を朝食に。ご飯に生
卵をかけて食べてもOK。

🍙和食TOTAL

糖質	28.6g
タンパク質	16.8g
食物繊維	5.0g

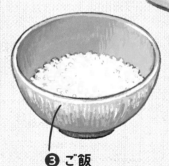

❸ ご飯

ご飯は茶碗に1/2杯（70g）ま
で。玄米でも雑穀米でも量は
同じ。子ども用のお茶碗を用
意すると食べすぎ予防に。

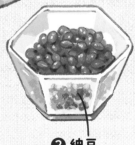

❷ 納豆

タンパク質を約7gとれる納
豆1パック（50g）を朝食に。
納豆が苦手なら、豆腐1/3丁
（100g）を冷や奴で。

パンの気分なら…

洋食セット

野菜スープにプラスする「洋食セット」。
タンパク質をとれる「卵料理」と「チーズ」に、
「食パン」をつけるセットです。

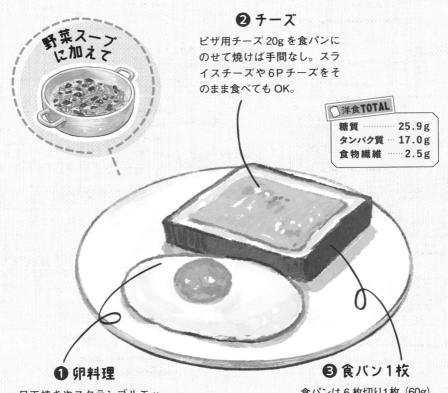

野菜スープ
に加えて

❷ チーズ

ピザ用チーズ 20g を食パンに
のせて焼けば手間なし。スラ
イスチーズや6Pチーズをそ
のまま食べても OK。

🍞洋食TOTAL

糖質	25.9g
タンパク質	17.0g
食物繊維	2.5g

❶ 卵料理

目玉焼きやスクランブルエッ
グなど、タンパク質を約7gと
れる卵1個分を朝食に。チー
ズオムレツにしても。

❸ 食パン1枚

食パンは6枚切り1枚（60g）。
ロールパンなら1個。全粒粉や
ライ麦などのパンでもよいで
すが、菓子パンは NG。

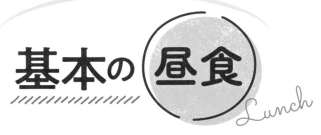

手間をかけずに栄養摂取
基本の昼食 *Lunch*

昼食はとにかくタンパク質が不足しがち。
コンビニでも、自炊でも、外食でも、
手間なく必要な栄養を確保できる食べ方を紹介します。

シチュエーションに応じて昼食を工夫

お昼はどこで食べるかが分かれます。
シチュエーションに合わせ、上手に昼食をとりましょう。

コンビニ派	自炊派	外食派
→ 詳しくはP.37	→ 詳しくはP.38	→ 詳しくはP.40
健康のためにやせるのに、コンビニで大丈夫？と思うかもしれません。昨今はチルド化で、保存料などの添加物を減らした商品も多いよう。上手に活用しましょう。	自炊ランチは、糖質が多いチャーハン、うどん、惣菜パンなどになりがち。缶詰や市販品、前日の残りもの、作り置き副菜を使って、食物繊維とタンパク質を増やす昼食に。	ラーメン、パスタ、丼などの炭水化物メインの単品メニューが多いランチ。とりたい栄養を確保するには、定食スタイルで食事ができるお店を選ぶことが大切です。

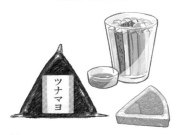

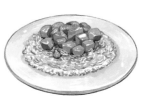

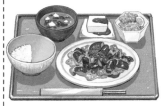

コンビニで選ぶべきは３つだけ。

タンパク質がとれる食品、サラダ、おにぎりです。

スマート献立 POINT

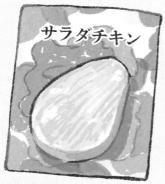

サラダチキン

❶ タンパク質が とれる食品

サラダチキンや豆腐バーはタンパク質をとれる人気食品。から揚げもOKですが、食べていい量はにぎりこぶし大まで。

\こんな食品をチョイス/

- サラダチキン
- 焼きとり
- 豆腐バー
- カニカマバー

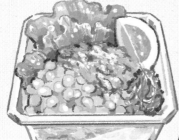

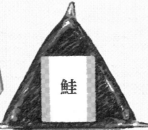

鮭

❷ サラダ

海藻サラダ、ねばねばサラダなど、お好きなものを。ただし、糖質の多いポテトサラダは避けて。

❸ おにぎり

おにぎりはサイズの小さなものを１個。ご飯の量が90〜100gでやや多めですが、残す必要はありません。

コンビニ派ランチの 糖質量について

コンビニおにぎりのご飯量は70g以上あり、合計糖質量は40g以上になることも。ただ、1日の合計糖質量は130g以内になっています。昼食が少ないことで余計な間食を増やさないためにも、おにぎり1個を食べてOKとしています。

\\|//
定番化の法則

迷わず「タンパク質がとれる食品」 「サラダ」「おにぎり」だけ買う

缶詰や市販品、前日の残りものを活用して、ご飯とともに。

手軽な副菜をつければ、バランスもバッチリ。

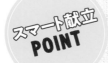

スマート献立
POINT

❶ タンパク質がとれる
ワンプレートランチ

タンパク質がとれるおかずをご飯にのせるのが手軽。ただ、たっぷりの野菜をつけることをお忘れなく。ご飯は70gずつに分けて、冷凍しておくと便利。

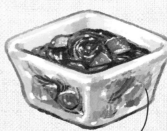

❷ 手軽な副菜

作り置き副菜（P.103～）や、手軽なものはその場で作って。ミニトマト、めかぶ、もずく酢なら調理いらずで食べられて便利。

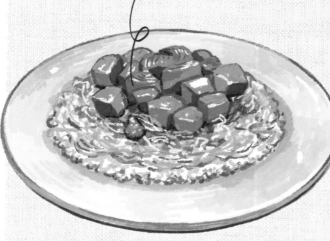

定番化の法則

タンパク源はしっかり確保
ワンプレート で手軽に

自炊ランチの手間を省き必要な栄養をとるコツ

1 メインのタンパク源は缶詰や市販品に頼る

肉や魚を調理するのは手間なので、さば缶やツナ缶、鮭缶などでタンパク質を確保。コンビニやスーパーで買えるから揚げやサラダチキンをアレンジしても。

のせるだけ簡単！

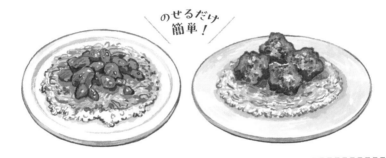

2 前日の残り食材を活かし時短&うまみアップ

前日の夕飯の料理が残っていれば、それを加えるのも手。時短になるうえ、味がしみ込んでおいしく食べられるものも。

前日のポトフがカレーに変身

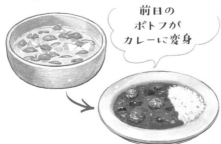

3 副菜は作り置きを使い回す

1品が主菜とご飯を合わせたワンプレートメニューなので、必ずつけたいのが副菜。作り置き副菜（P.103～）を活用しましょう。食物繊維量を増やすことはもちろん、箸休めになって早食いを防げます。

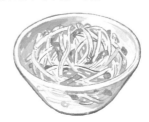

外食はお店選びが大事です。
定食屋など、**定食スタイルのランチ**を選べるお店に。

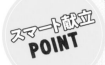

スマート献立
POINT

❸ みそ汁

汁ものがついていれば飲んで
OK。具は多いほうがいいけれ
ど、そこまで気にせず大丈夫。

❷ 小鉢の副菜は2品

野菜をとれる小鉢と、冷や奴
や卵焼きなど、タンパク質を
とれる小鉢の2品が理想。

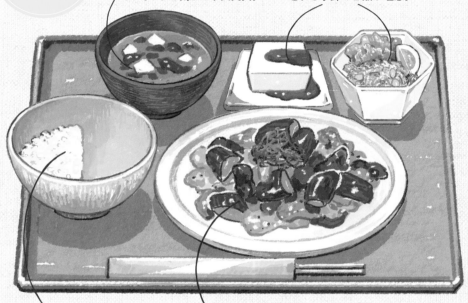

❹ ご飯

とにかく量を守ること
が大事。量は70gとい
うルールは、外食であ
ろうと同じ。

**❶ タンパク質がとれる
メイン**

肉野菜炒め、チキン南蛮、さばの塩焼
き、刺身など、肉か魚のメインがとれる
メニューを。カレーや丼は避けて。

定番化の法則

定食を選べるお店がベスト
ご飯半分、副菜追加 が合言葉

外食ランチでも
ダイエットを成功させるコツ

1 単品メニューは避けて、定食を選ぶ

ラーメン、パスタ、カレー、丼などの単品メニューは糖質が多いので避けましょう。主菜、副菜、ご飯がついた和食の定食スタイルを選べるお店に。定食屋だけでなく、居酒屋もランチは定食スタイルのことが多いのでOKです。

2 野菜が少ないなら副菜を追加

副菜が漬けものだけでは食物繊維不足に。副菜を
追加できるようなら、ぜひオーダーを。サラダのほ
か、ほうれん草のおひたし、キャベツのツナ和え、
きんぴらごぼうなど、食物繊維をプラス。

3 ご飯は量を確認して
70gになるようにオーダー

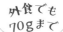

外食でもご飯は70gまで

外食で問題になるのは、とにかく多いご飯の量。
外食でもご飯は70gまでというルールは変わりま
せん。配膳されれば食べたくなってしまうものなの
で、注文の際にご飯の量は半分とオーダー。それで
も多いときは、残すようにしてください。

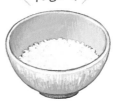

番外編

お弁当を
購入する場合は…

お弁当も基本的な考え方は外食と同じ。丼は避け、主
菜と副菜、ご飯に分かれているものを選びましょう。
ご飯は食べていいエリアを最初に区切っておくのが
◎。副菜は追加購入するのが理想です。

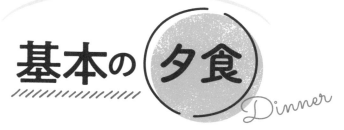

基本の夕食

Dinner

がんばった1日の最後の食事は楽しみたいもの。
栄養バランスがとれ、彩りもきれいな夕食を。

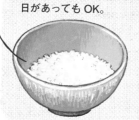

スマート献立
POINT

夕食献立の考え方

肉、魚介、大豆食品などの**タンパク質たっぷりの主菜**に、
手軽な**作り置き副菜とご飯**があれば完成！

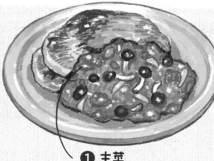

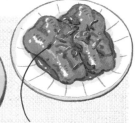

❸ ご飯
ご飯は70gまで。量を
守ればパンもパスタも
◎。夕飯の主食は抜く
日があってもOK。

❶ 主菜
タンパク質をとれる主菜を用意します
が、がんばりすぎない。鍋料理やフラ
イパン1つで完成するものがおすすめ。

❷ 作り置き副菜
少しでも手間を省くた
めに、副菜はまとめて
作って保存を。時間が
あるときに用意して。

定番化の法則

主菜は本書のレシピを参考に
副菜も作り置きがラク

栄養がとれ満足感の高い夕食作りのコツ

1 タンパク質1食分（20〜30g）の分量を覚える

1食で20〜30gのタンパク質をとるために知っておくと便利なのが、食品に含まれるタンパク質量。肉や魚は100gでタンパク質量が約20g。卵1個や納豆1パック、豆腐1/3丁（100g）には約7g含まれるので、ここから3つ選べばOK。

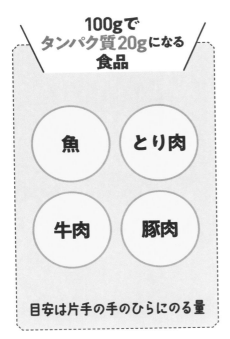

100gでタンパク質20gになる食品

魚　とり肉

牛肉　豚肉

目安は片手の手のひらにのる量

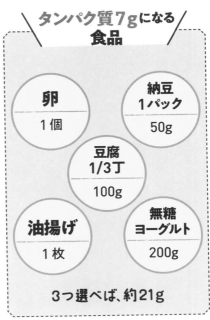

タンパク質7gになる食品

卵 1個

納豆 1パック 50g

豆腐 1/3丁 100g

油揚げ 1枚

無糖ヨーグルト 200g

3つ選べば、約21g

2 副菜は作り置きで使い回す

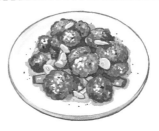

副菜は作り置きが便利。2〜3食分まとめて作っておける作り置きレシピはP.103から紹介。

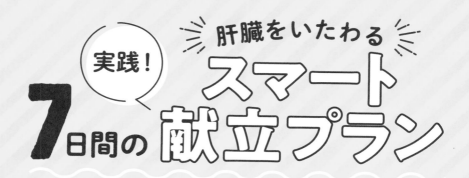

実践！ 7日間の 肝臓をいたわる スマート献立プラン

肝臓から脂肪を落とす「スマート献立」は、
3食の食べ方が決まっています。
そこで、まずは7日間 "マネするだけでやせられる"
献立プランを用意しました。
昼食は、コンビニ派か自炊派かで選ぶことができます。

1日目

朝食
・ミニトマト、いんげん、しめじのレモンスープ

➕

和食セット（P.34）
or
洋食セット（P.35）

昼食

コンビニ派
・焼きとり（塩）
・ツナコーンサラダ
・おにぎり（鮭）

自炊派
・さば缶ビビンバ
・きゅうりのもずく酢かけ

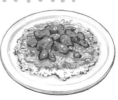

夕食

主菜　・豚肉とチンゲンサイの中華鍋
副菜　・大根とハムのラペ
・ご飯

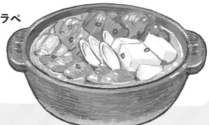

2日目

朝食
- いんげん、キャベツ、しめじのごまみそ汁

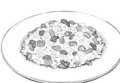
和食セット（P.34）
or
洋食セット（P.35）

昼食

コンビニ派
- サラダチキン
- ねばねばサラダ
- おにぎり（ツナマヨ）

自炊派
- 豚肉とチンゲンサイの豆腐チャーハン
- 大根とハムのラペ

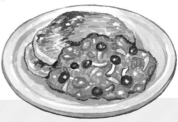

夕食

主菜・チキンソテー 〜野菜トマトソースかけ〜

副菜・焼きピーマンのおかか和え

・ご飯

3日目

朝食
- ミニトマトと大根のもずく酢スープ

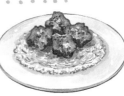
和食セット（P.34）
or
洋食セット（P.35）

昼食

コンビニ派
- 豆腐バー
- たことブロッコリーのサラダ
- おにぎり（ツナマヨ）

自炊派
- マヨポンから揚げ丼
- きゅうりのゆずこしょう和え

夕食

主菜・鮭と野菜のちゃんちゃん焼き

副菜・きのこのポン酢蒸し

・ご飯

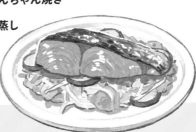

4日目

朝食
・キャベツ、ブロッコリー、
　ベーコンの洋風みそ汁

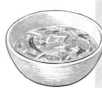
🍙 和食セット（P.34）
or
🍞 洋食セット（P.35）

昼食

コンビニ派
・サラダチキン
・大根サラダ
・おにぎり
　（おかか）

自炊派
・サラダチキンと
　カット野菜の中華雑炊
・ブロッコリーとツナの
　ガーリックレンジ蒸し

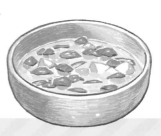

夕食

主菜 ・豆腐入りの豆乳ポトフ

副菜 ・こんにゃくとひき肉の
　　　中華みそ炒め

副菜 ・焼きピーマンの
　　　おかか和え

・ご飯

5日目

朝食
・ベーコン入りの
　グリーンスープ

🍙 和食セット（P.34）
or
🍞 洋食セット（P.35）

昼食

コンビニ派
・フランクフルト串
・6Pチーズ
・スティック野菜
・おにぎり（鮭）

自炊派
・豚肉とブロッコリー
　の豆乳カレー
・焼きピーマンの
　おかか和え

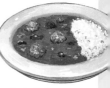

夕食

主菜 ・ぶりのアクアパッツァ

副菜 ・玉ねぎと厚揚げの
　　　カレー炒め

・バゲット

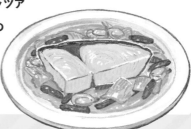

6日目

朝食
- さけるチーズ入りキャベツ、ほうれん草のみそ汁

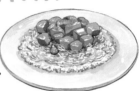
🍙 和食セット（P.34）
or
🍞 洋食セット（P.35）

昼食

 コンビニ派
- つくね串
- 焼きとり
- 海藻サラダ
- おにぎり（ツナマヨ）

自炊派
- 鮭缶ポキ丼
- ちくわ入り
  きのこのポン酢蒸し

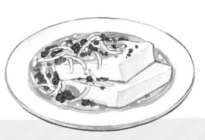

夕食

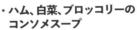 主菜 ・豆腐のもやしあんかけ

副菜 ・ブロッコリーとツナの
　　　ガーリックレンジ蒸し

・ご飯

7日目

朝食
- ハム、白菜、ブロッコリーの
  コンソメスープ

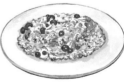
🍙 和食セット（P.34）
or
🍞 洋食セット（P.35）

昼食

 コンビニ派
- カニカマバー
- 6Pチーズ
- ツナコーンサラダ
- おにぎり（鮭）

自炊派
- 焼きさばご飯
- ブロッコリーとツナ
  のガーリックレンジ
  蒸し

夕食

主菜 ・とり肉と野菜の具だくさんスープパスタ

副菜 ・玉ねぎと厚揚げの
　　　カレー炒め

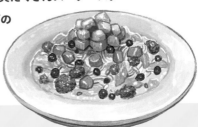

⚡ 今日からスタート ⚡

意気込みすぎずに
肝臓が喜ぶ食事を

さあ、「肝臓から脂肪を落とす7日間」の始まりです。
最初に大切なことをお伝えします。
脂肪肝は食事の改善で必ずよくなります。
そして、食事を変えることで一番最初に減るのは、
皮下脂肪でも内臓脂肪でもなく、"肝臓の脂肪"です。
信じて取り組んでいきましょう。

先生からの
処方箋

> これまで食べたものが
> "今のカラダ"
> これから食べるものが
> "未来のカラダ"

Dr. 尾形

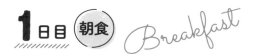

ミニトマト、いんげん、しめじの レモンスープ

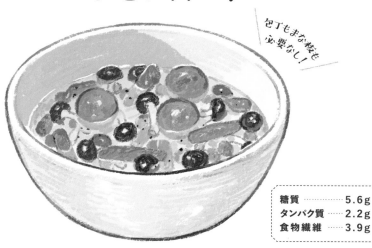

包丁もまな板も必要なし！

糖質	5.6g
タンパク質	2.2g
食物繊維	3.9g

材料（1人分）

ミニトマト……3個
冷凍いんげん（短く折る）
　　……50g
カットしめじ……50g
A 　水……3/4カップ
　　コンソメスープの素（顆粒）
　　……小さじ1/2
　　塩・こしょう……各少々
レモン汁……小さじ2

作り方

1 耐熱の器にミニトマト、いんげん、しめじ、**A**を入れる。

2 ふんわりラップをかけて、電子レンジで3分30秒ほど加熱する。

3 全体を混ぜ、**レモン汁**を加える。

🍚和食TOTAL

糖質	34.2g
タンパク質	19.0g
食物繊維	8.9g

🍴洋食TOTAL

糖質	31.5g
タンパク質	19.2g
食物繊維	6.4g

肝臓いたわりポイント ▶ ▼ ▼ ▼ ▼ ▼ ▼ ▼ ▼ ▼ ▼ ▼ ▼ ▼ ▼ ▼

朝食に食物繊維をとるには、野菜スープ が最適。
カット野菜 や 冷凍野菜 を使って手間いらず。

1日目 昼食 コンビニ派 *Lunch*

焼きとり（塩）…2本

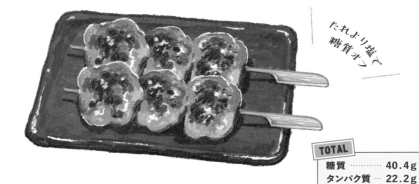

たれより塩で
糖質オフ

TOTAL	
糖質 …………	40.4g
タンパク質 …	22.2g
食物繊維 ……	4.6g

ツナコーンサラダ…1パック

ゆで卵入りが
理想

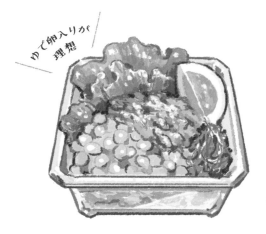

おにぎり（鮭）…1個

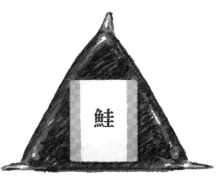

鮭

肝臓いたわりポイント ▶ ▼

コンビニの商品も減量中の食事の味方。

野菜ジュースではなく、必ずサラダをチョイス。

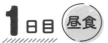

さば缶ビビンバ

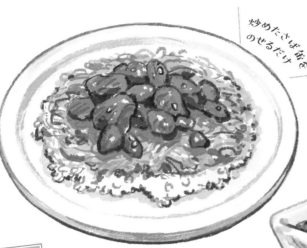

炒めたさば缶を
のせるだけ

with きゅうりの
もずく酢かけ

TOTAL
糖質	38.0g
タンパク質	26.4g
食物繊維	6.5g

ぶつ切りにしたきゅうり(1/2本分)に、もずく酢(1パック)をかける。

材料(1人分)

さば水煮缶(汁気を切る)
　……小1缶
焼き肉のたれ(市販)……大さじ1
ご飯……70g
カットキャベツ(せん切り)……150g
いりごま(白)……少々
ごま油……小さじ2

作り方

1 フライパンにごま油を熱し、**さば缶**を入れて炒め、**焼き肉のたれ**で味つけする。

2 器にご飯を盛り、**キャベツ**、**1**をのせ、ごまをふる。

肝臓いたわりポイント ▶ ▼

さばの成分には、**中性脂肪を減らす**作用がある。
たっぷり**キャベツ**で、野菜不足も心配なし。

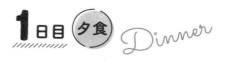

豚肉とチンゲンサイの中華鍋定食

副菜
大根とハムのラペ
（1/3量） P.107

主菜
**豚肉とチンゲンサイの
中華鍋**
P.53

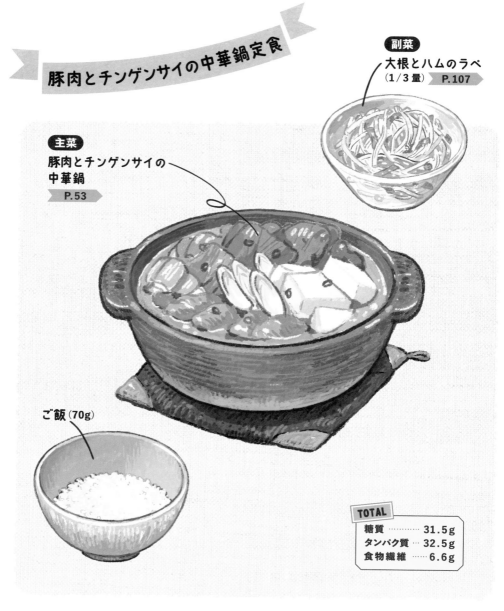

ご飯（70g）

TOTAL	
糖質	31.5g
タンパク質	32.5g
食物繊維	6.6g

本日の主菜 豚肉とチンゲンサイの中華鍋

特別感が出る
中華風の味つけ

糖質	4.2g
タンパク質	29.5g
食物繊維	4.3g

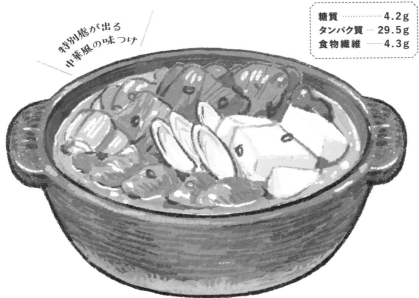

材料（1人分）

豚しゃぶしゃぶ用肉……100g

もめん豆腐……1/2丁（150g）

チンゲンサイ……1株

長ねぎ……1/2本

塩……小さじ1/3

しょうゆ・ごま油……各小さじ2

A 　水……2カップ
　　中華スープの素……小さじ1/2
　　輪切り唐辛子……少々
　　酒……大さじ1

作り方

1 豆腐は一口大に切る。**チンゲンサイ**は3〜4cmに切る。**長ねぎ**は斜め切りにする。

2 鍋に**A**を入れて煮立て、**塩**、**しょうゆ**で味をととのえる。

3 **1**と**豚肉**を入れ、具に火が通ったら**ごま油**を回しかける。

肝臓いたわりポイント

野菜とタンパク質を一緒にとれる鍋は最強！
ご飯をしめの雑炊にするなら50gでも十分。

今日で慣れるはず

工夫しながら主食の量を守る

突然ですが、問題です。
肝臓にたまる脂肪は、どこからくるのでしょう？
皮下脂肪や内臓脂肪から60％。
糖質から26％。
食べ物の脂・油からはたった14％。
だから、"糖質を減らす"ことが必要なのです。

先生からの
処方箋

精製糖質を減らすことが、
脂肪肝改善の
最短コースです。

Dr. 尾形

いんげん、キャベツ、しめじの ごまみそ汁

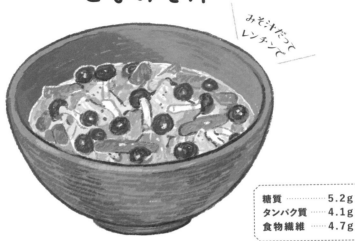

みそ汁だって
レンチンで

糖質	5.2g
タンパク質	4.1g
食物繊維	4.7g

材料（1人分）

冷凍いんげん（短く折る）……30g

カットキャベツ……50g

カットしめじ……50g

すりごま（白）……小さじ2

A 水……3/4カップ
和風だしの素……2つまみ
みそ……小さじ1・1/2

作り方

1 耐熱の器に**A**を入れて混ぜる（みそが完全に溶けなくてよい）。

2 いんげん、キャベツ、しめじ、ごまを入れ、ふんわりラップをかけて、電子レンジで3分30秒ほど加熱する。

3 全体を混ぜて、みそを完全に溶く。

和食TOTAL

糖質	33.8g
タンパク質	20.9g
食物繊維	9.7g

洋食TOTAL

糖質	31.1g
タンパク質	21.1g
食物繊維	7.2g

肝臓いたわりポイント ▶

ごまは 抗酸化作用 があり、肝臓の炎症を改善。
野菜入りの温かいみそ汁で、 腸の動きも活発 に。

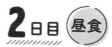
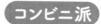

味は
お好みで

サラダチキン
…1個

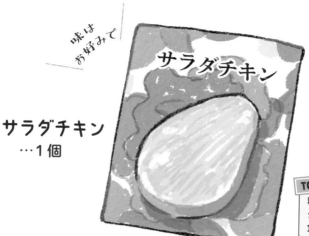

TOTAL	
糖質	44.5g
タンパク質	30.2g
食物繊維	4.1g

ねばねばサラダ…1パック　　　**おにぎり(ツナマヨ)** …1個

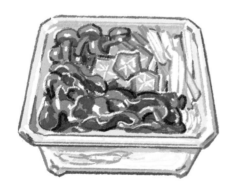
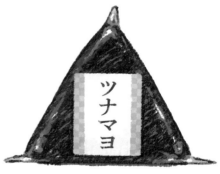

肝臓いたわりポイント ▼▼▼▼▼▼▼▼▼▼▼▼▼▼▼▼▼▼▼▼▼▼

サラダチキンは、1食で1個とりたい。
約20gのタンパク質がとれる高タンパク食品。

豚肉とチンゲンサイの 豆腐チャーハン

豆腐に味がしみておいしい！

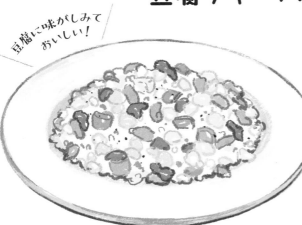

TOTAL

糖質 ……… 29.8g
タンパク質 … 32.8g
食物繊維 …… 5.3g

TOTAL

糖質 ……… 29.8g
タンパク質 … 32.8g
食物繊維 …… 5.3g

with **大根とハムのラペ**（1/3量） P.107

材料（1人分）

豚こま肉……100g

もめん豆腐（水切りしておく）
……1/2 丁（150g）

チンゲンサイ（1cm幅に切る）
……1株

ご飯……70g

サラダ油……大さじ1

A │ **しょうゆ**……小さじ2
│ **塩・こしょう**……各少々
│ **かつお節**……1/2 袋（2g）

作り方

1 フライパンを熱して**油**を入れ、**豚肉**を炒める。肉の色が変わってきたら、**チンゲンサイ**を加えてさっと炒める。

2 **ご飯**と手でくずした**豆腐**を加えてパラパラになるよう炒め、**A** を加えて調味する。

▶ **肝臓いたわりポイント** ▼▼▼▼▼▼▼▼▼▼▼▼▼▼▼▼▼▼▼▼▼▼▼▼▼▼

豆腐を混ぜれば、**糖質オフ**のチャーハンが完成。
タンパク質の摂取量も増えて、一石二鳥。

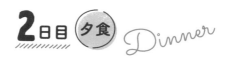

2日目 夕食 Dinner

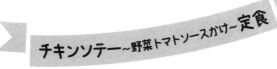

チキンソテー ~野菜トマトソースかけ~ 定食

副菜
焼きピーマンのおかか和え(2個)
P.105

主菜
チキンソテー
~野菜トマトソースかけ~
P.59

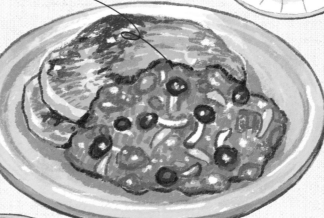

ご飯(70g)

TOTAL

糖質	34.5g
タンパク質	38.4g
食物繊維	6.5g

本日の主菜

チキンソテー
～野菜トマトソースかけ～

糖質	8.0g
タンパク質	36.2g
食物繊維	3.8g

野菜の色は
多いほど◎

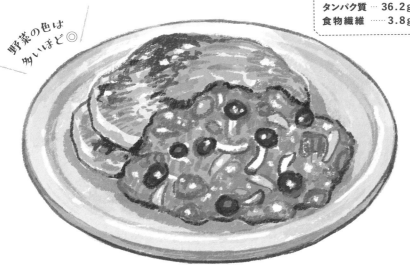

材料(1人分)

とりむね肉……小1枚 (200g)
塩……小さじ 1/4
こしょう……少々

A 玉ねぎ (1cm角に切る) ……1/4個分
ズッキーニ (1cm角に切る) ……1/2 本分
カットしめじ……30g
おろしにんにく……少々
トマト缶 (カット) ……100g
水……大さじ2

塩・こしょう……各少々
オリーブ油……小さじ2

作り方

1 とり肉は厚さを半分に切り、塩、こしょうをふる。

2 フライパンに半量のオリーブ油を熱し、とり肉を入れる。ふたをして片面を焼いたら、反対側も同様に焼き、取り出して器に盛る。

3 同じフライパンに残りのオリーブ油を熱し、**A** を入れてふたをして7～8分煮る。塩、こしょうで味をととのえ、2にかける。

肝臓いたわりポイント ▶ ▽▽▽▽▽▽▽▽▽▽▽▽▽▽▽▽▽▽▽▽▽▽▽▽▽

とりむね肉は優秀な高タンパク食品。
たっぷり野菜のソースで、味も見た目もよく。

≋ マンネリが大事 ≋

同じ時間帯の
食事内容で迷わない

同じ時間には同じような食事内容にすれば、
毎日の食事がラクになります。
手探りの2日間を終えて3日目を迎えられたなら、
7日間の完走も間違いなし！
不安になったら、右側の脇下に両手を当ててみて。
そこに、"がんばり屋さんの肝臓"がいます。

**先生からの
処方箋**

朝食&昼食をマンネリ化。
「忙しさ」で
心を亡くさないコツ。

Dr. 尾形

ミニトマトと大根の もずく酢スープ

もずく酢が
スープに変身

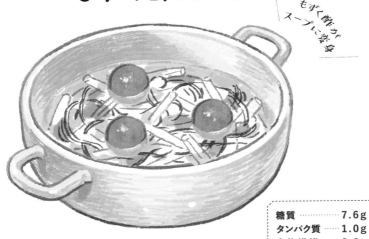

糖質	7.6g
タンパク質	1.0g
食物繊維	2.2g

材料（1人分）

ミニトマト……3 個
カット大根サラダ……80g
もずく酢（汁ごと）……1パック
水……3/4 カップ
しょうゆ……小さじ1
ごま油……小さじ1/2

作り方

1 耐熱の器に全材料を入れて、ふんわりラップをかけて、電子レンジで3分ほど加熱する。

2 全体をよく混ぜる。

🍚和食TOTAL	
糖質	36.2g
タンパク質	17.8g
食物繊維	7.2g

🍴洋食TOTAL	
糖質	33.5g
タンパク質	18.0g
食物繊維	4.7g

肝臓いたわりポイント ▼▼▼▼▼▼▼▼▼▼▼▼▼▼

もずくの食物繊維が、糖質の吸収をゆるやかに。
酢は代謝を高めるので、**汁ごと余さず**スープに。

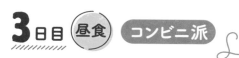

3 日目 （昼食） コンビニ派 *Lunch*

種類も豊富
お好みの味で

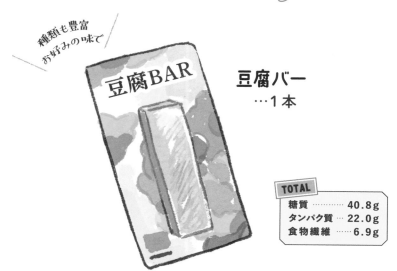

豆腐BAR

豆腐バー
…1本

TOTAL	
糖質	40.8g
タンパク質	22.0g
食物繊維	6.9g

たことブロッコリーの
サラダ…1パック

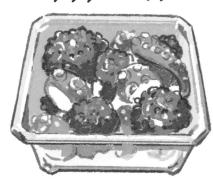

おにぎり（ツナマヨ）…1個

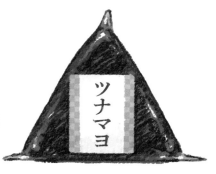

ツナマヨ

肝臓いたわりポイント ▶ ▽▽▽▽▽▽▽▽▽▽▽▽▽▽▽▽▽▽

甘いプロテインバーよりも 豆腐バー を。
1本でとれる タンパク質量は約10g 。

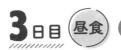
マヨポンから揚げ丼

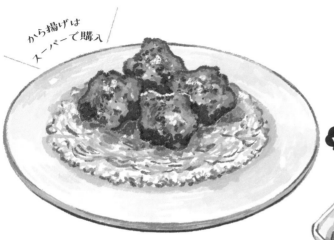

から揚げは
スーパーで購入

TOTAL

糖質	38.2g
タンパク質	25.0g
食物繊維	5.0g

with きゅうりの
ゆずこしょう和え

ぶつ切りにしたきゅうり（1本分）に、
ゆずこしょうと塩（各少々）を混ぜる。

材料（1人分）

から揚げ（市販惣菜）……4個
カットミックス野菜（サラダ用）
　……150g
ご飯……70g
A | ポン酢じょうゆ……小さじ2
　　 | マヨネーズ……小さじ2

作り方

1 器にご飯に盛る。

2 カット野菜をのせて、合わせたAをか
け、から揚げをのせる。

肝臓いたわりポイント ▶

から揚げも食べてOK。量はにぎりこぶし大程度。
手間をかけずに市販の惣菜をそのまま利用！

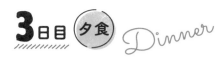

3日目 夕食 Dinner

鮭と野菜のちゃんちゃん焼き定食

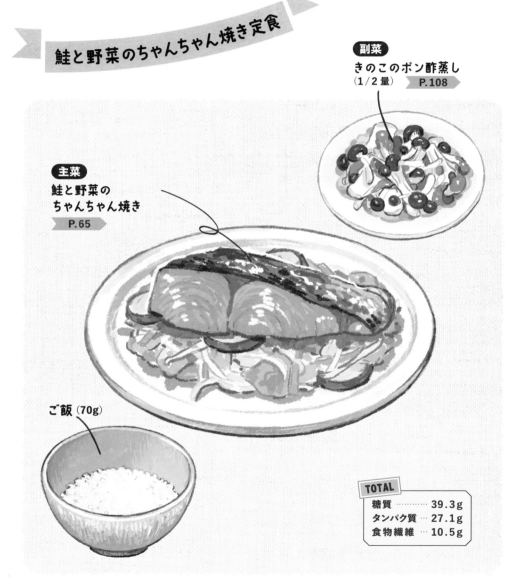

副菜
きのこのポン酢蒸し
（1/2量）　P.108

主菜
鮭と野菜の
ちゃんちゃん焼き
P.65

ご飯（70g）

TOTAL

糖質	39.3g
タンパク質	27.1g
食物繊維	10.5g

本日の主菜 鮭と野菜のちゃんちゃん焼き

糖質 ……… 11.1g
タンパク質 … 23.0g
食物繊維 ……… 4.4g

フライパンで
完成！

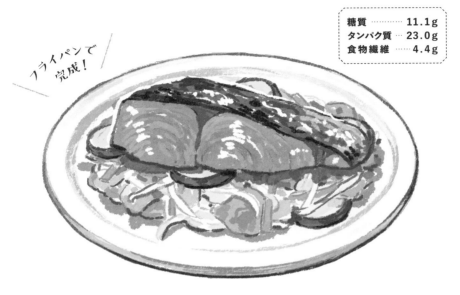

材料（1人分）

生鮭……大1切れ

塩・こしょう……各少々

ズッキーニ……1/2本

カットミックス野菜（野菜炒め用）
　……150g

A｜みそ……大さじ1
　｜みりん……小さじ1

バター……小さじ2

酒……小さじ2

作り方

1 鮭は塩、こしょうをふる。ズッキーニは1cm幅の輪切りにする。

2 フライパンにカット野菜とズッキーニを広げて鮭をのせ、合わせたAをかけて、バターをのせる。

3 酒を回しかけてふたをし、中火にかけてフライパンが熱くなったら弱火にし、10分ほど蒸し焼きにする。

肝臓いたわりポイント

鮭は抗酸化成分が豊富。脂肪肝の改善効果が認められているビタミンEも含んでいる。

≡ 継続は力なり ≡

がんばるより
続けられる工夫を

三日坊主という言葉がありますが、
ダイエットが続かない方には、共通点があります。
それは、100点を目指そうとすること。
「糖質を減らす➡ゼロにする」
「タンパク質を増やす➡プロテインをとる」
体は極端を嫌います。目指すのはいつも70点。

先生からの
処方箋

「100点でなければ
0点と同じ」
それでは、続かない。

Dr. 尾形

キャベツ、ブロッコリー、ベーコンの洋風みそ汁

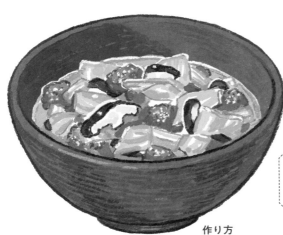

糖質 ……… 4.1g
タンパク質 …… 3.3g
食物繊維 …… 4.1g

材料（1人分）

薄切りベーコン（1.5㎝幅の短冊切り）
…… 1/2 枚分
カットキャベツ …… 50g
冷凍ブロッコリー …… 30g
しいたけ（薄切り）…… 1枚分
A | **水** …… 3/4 カップ
　　| **コンソメスープの素**（顆粒）
　　　…… 小さじ1/4
　　| **みそ** …… 小さじ1・1/2

作り方

1 耐熱の器に **A** を入れて混ぜる（みそが完全に溶けなくてよい）。

2 ベーコン、キャベツ、ブロッコリー、しいたけを入れ、ふんわりラップをかけて、電子レンジで 3 分30 秒ほど加熱する。

3 全体を混ぜて、みそを完全に溶く。

和食TOTAL
糖質 ……… 32.7g
タンパク質 … 20.1g
食物繊維 …… 9.1g

洋食TOTAL
糖質 ……… 30.0g
タンパク質 … 20.3g
食物繊維 …… 6.6g

肝臓いたわりポイント

残ったしいたけはカット後、保存袋で 冷凍保存 を。
冷凍してから加熱調理すると うまみがアップ 。

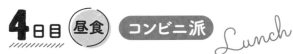

4日目 昼食 コンビニ派 *Lunch*

サラダチキン…1個

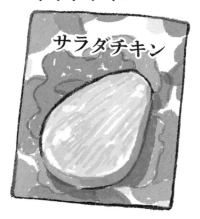

サラダチキン

TOTAL	
糖質	42.6g
タンパク質	30.5g
食物繊維	4.4g

大根サラダ…1パック

サラダは先食べ

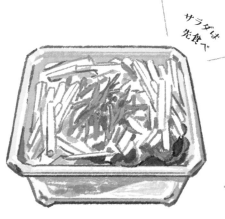

おにぎり（おかか）…1個

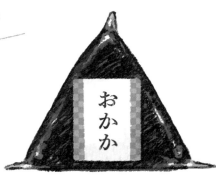

おかか

肝臓いたわりポイント ▶

もち麦おにぎりにすれば糖質量を減らせるが、
おいしく続けやすいほうを選べばOK！

サラダチキンとカット野菜の 中華雑炊

手間をかけずに おいしい

with ブロッコリーとツナの
ガーリックレンジ蒸し
（1/3量） P.106

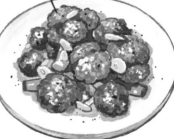

TOTAL

糖質	27.8g
タンパク質	35.1g
食物繊維	6.8g

材料（1人分）

サラダチキン（市販品）……1個
カットミックス野菜（サラダ用）
……50g
ご飯……70g
水……1・1/2 カップ
A おろししょうが……少々
塩・こしょう……各少々
ごま油……小さじ1

作り方

1 鍋に**水**を入れて沸かし、手でさいた**サラダチキン**、**カット野菜**、**ご飯**を入れる。

2 表面がフツフツしてきたら、ふたをして弱火で5分ほど煮、**A**を加えてひと煮立ちさせる。

\\\\\\
肝臓いたわりポイント ▶ ▼

サラダチキンを使って調理するのもあり。

市販品に頼って**がんばらずに続ける**ことを優先。

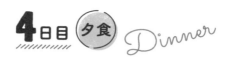

4日目 夕食 Dinner

豆腐入りの豆乳ポトフ定食

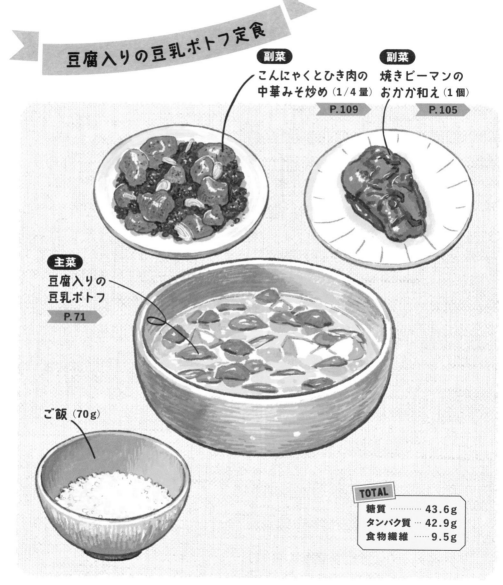

副菜
こんにゃくとひき肉の
中華みそ炒め (1/4量)
P.109

副菜
焼きピーマンの
おかか和え (1個)
P.105

主菜
豆腐入りの
豆乳ポトフ
P.71

ご飯 (70g)

TOTAL

糖質	43.6g
タンパク質	42.9g
食物繊維	9.5g

※主菜にボリュームがあるので、ご飯は抜いてもよい。

本日の主菜 豆腐入りの豆乳ポトフ

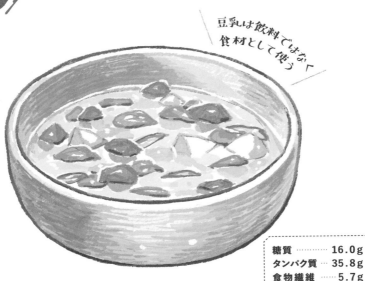

豆乳は飲料ではなく食材として使う

糖質	16.0g
タンパク質	35.8g
食物繊維	5.7g

材料（1人分）

豚こま肉……100g
もめん豆腐……1/2 丁（150g）
玉ねぎ……1/4 個
にんじん……1/4 本
キャベツ……2 枚
A 水……1・1/2 カップ
　　コンソメスープの素（顆粒）
　　　　……小さじ 1/2
無調整豆乳……1 カップ
塩・こしょう……各少々
オリーブ油……小さじ2

作り方

1 玉ねぎは半分に切る。にんじんは乱切りにする。キャベツは大きめのざく切りにする。

2 鍋にオリーブ油を熱して豚肉を炒め、1 を加えてさらに炒める。

3 A を入れてふたをし、沸騰したら弱火で 7～8 分煮る。手で大きめにくずした豆腐と豆乳、塩、こしょうを加え、さらに 5 分ほど煮る。

※ポトフの汁1/4 カップほどを残して、翌日の自炊派ランチの「**豚肉とブロッコリーの豆乳カレー**（P.75）」に活用しよう。

肝臓いたわりポイント

具材を大きく切れば下準備の時間が短縮でき、食べごたえも**満足感**もアップ！

自分と向き合う

体に起こる変化を 見逃さない

毎日、体重計にのっていますか？
ダイエットに取り組むときは、
食事によってどのように体が変わっていくか
きちんと把握することが大切です。
あせる必要はありません。
初心を忘れずに、体重の変化をチェックしましょう。

先生からの 処方箋

減量は自分を取り戻すプロセス。
食べていいかを
他人に聞かずに、
体重計に聞こう！

Dr. 尾形

ベーコン入りの
グリーンスープ

粉チーズをふって
タンパク質を補給

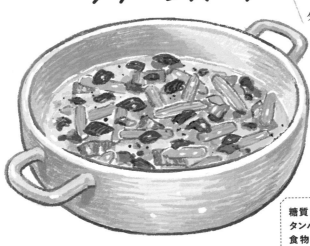

糖質	2.2g
タンパク質	3.5g
食物繊維	3.0g

材料（1人分）

薄切りベーコン（1.5cm幅の短冊切り）
……1/2 枚分

冷凍ほうれん草（刻んだもの）
……50g

冷凍いんげん（短く折る）……60g

A | **コンソメスープの素**（顆粒）
……小さじ1/2
水……1カップ
塩・こしょう……各少々

粉チーズ……小さじ1

作り方

1 耐熱の器に **A** を入れて混ぜる。

2 **ベーコン、ほうれん草、いんげん**を入れ、ふんわりラップをかけて、電子レンジで4分ほど加熱する。

3 全体をよく混ぜ、**粉チーズ**をふりかける。

和食TOTAL

糖質	30.8g
タンパク質	20.3g
食物繊維	8.0g

洋食TOTAL

糖質	28.1g
タンパク質	20.5g
食物繊維	5.5g

肝臓いたわりポイント ▼▼▼▼▼▼▼▼▼▼▼▼▼▼▼▼▼▼▼▼▼

ほうれん草やいんげんなどの 緑黄色野菜 には、肝臓を酸化から守る ビタミン が豊富。

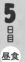

5日目 昼食 コンビニ派 *Lunch*

フランクフルト串…1本

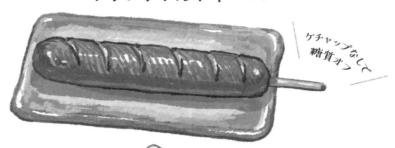

ケチャップなしで
糖質オフ

6Pチーズ
…1個

TOTAL	
糖質	47.5g
タンパク質	18.2g
食物繊維	3.5g

スティック野菜…1パック

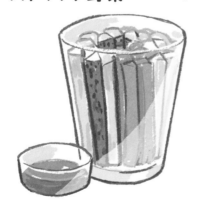

おにぎり(鮭)…1個

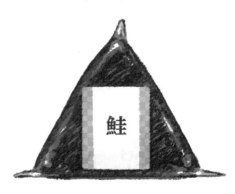

鮭

▶ 肝臓いたわりポイント ▼▼▼▼▼▼▼▼▼▼▼▼▼▼▼▼▼▼▼▼▼▼

スティック野菜 を食べると咀嚼(そしゃく)回数が増える。
消化がよくなり、満腹感が高まる メリットあり。

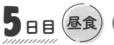

5日目 (昼食) (自炊派) *Lunch*

豚肉とブロッコリーの
豆乳カレー

前日の豆乳ポトフを
リメイク

with
**焼きピーマンの
おかか和え**（2個）

P.105

TOTAL

糖質 ………… **41.5g**
タンパク質 … **28.6g**
食物繊維 …… **7.9g**

材料（1人分）

豚こま肉……100g

A 冷凍ブロッコリー……100g
前日の豆腐入りの豆乳ポトフ(P.71)
の煮汁＋無調整豆乳
……1・1/4 カップ

カレーフレーク……大さじ1強
ご飯……70g
塩・こしょう……各少々
オリーブ油……小さじ2

作り方

1 フライパンに**オリーブ油**を熱して**豚
肉**を炒め、**A** を入れてフツフツと沸
いたら、**カレーフレーク**を加えて混
ぜ、**塩**、**こしょう**で味をととのえる。

2 器に**ご飯**を盛り、**1**をかける。

肝臓いたわりポイント ▽▽▽▽▽▽▽▽▽▽▽▽▽▽▽▽▽▽▽▽▽▽▽

豆乳 を使うことで、高タンパクなカレーに。

前日の **残りもの** を使って、ラクしておいしく。

5
日目
昼食

自炊派

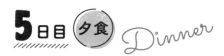

5日目 夕食 Dinner

ぶりのアクアパッツァ定食

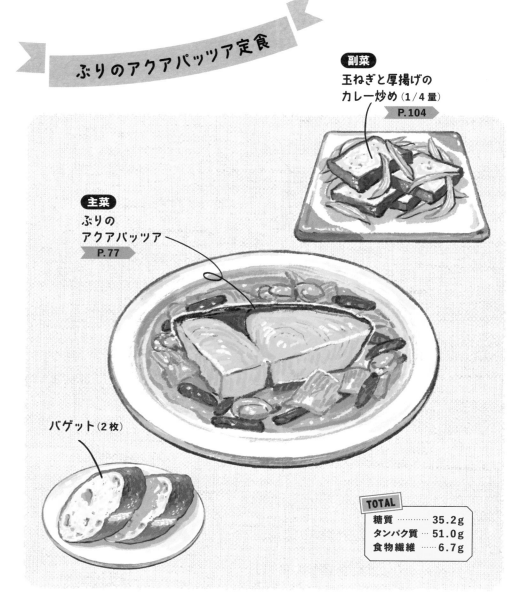

副菜
玉ねぎと厚揚げの
カレー炒め（1/4量）
P.104

主菜
ぶりの
アクアパッツァ
P.77

バゲット（2枚）

TOTAL	
糖質	35.2g
タンパク質	51.0g
食物繊維	6.7g

本日の主菜

ぶりのアクアパッツア

魚介のうまみが凝縮

糖質	6.9g
タンパク質	41.7g
食物繊維	4.0g

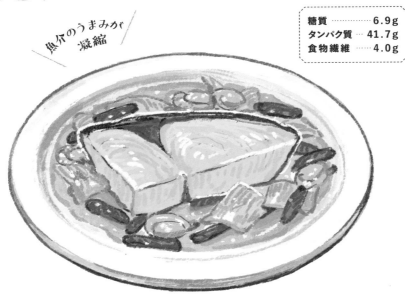

材料（1人分）

ぶり……1切れ（100g）

塩・こしょう……各少々

キャベツ……2枚

A
あさり水煮缶（汁ごと）……小1缶
冷凍いんげん（短く折る）……80g
水……1カップ
白ワイン……大さじ1

にんにく（半分の厚さに切る）……1/2 かけ分

塩・こしょう……各少々

オリーブ油……小さじ2

作り方

1 ぶりは塩、こしょうをふる。キャベツはざく切りにする。

2 フライパンにオリーブ油とにんにくを入れて熱し、ぶりを両面焼く。

3 キャベツとAを加え、沸騰したらふたをして弱火で7〜8分煮て、塩、こしょうで味をととのえる。あれば、レモンを添える。

肝臓いたわりポイント ▼ ▼ ▼ ▼ ▼ ▼ ▼ ▼ ▼ ▼ ▼ ▼ ▼ ▼ ▼ ▼ ▼ ▼

あさりはミネラルが豊富なほか、うまみ成分のタウリンには肝機能を改善する効果も。

≡ 本日は「腸活」DAY ≡

肝臓にやさしい食事は
腸にもやさしい

腸内環境の乱れは、肝臓にダメージを与えます。
なぜなら、悪玉菌が作る毒素は門脈を介し、直接肝臓に届くから。
つまり、"肝臓の上流には腸がある"ということ。
肝臓を健康にするには、腸の健康を保つことも大切なのです。
腸が元気になればスッキリ出せる体になって、
ダイエットの効率も格段に上がります。

先生からの
処方箋

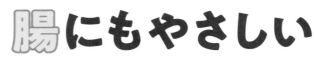

「腸によい＝肝臓によい」。
なぜなら、腸の血液は
ダイレクトに
肝臓に向かうから。

Dr. 尾形

さけるチーズ入り
キャベツ、ほうれん草のみそ汁

朝のスープで
腸が動く

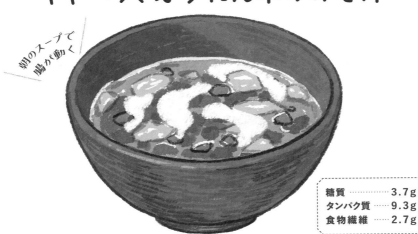

糖質	3.7g
タンパク質	9.3g
食物繊維	2.7g

材料（1人分）

カットキャベツ
……50g

冷凍ほうれん草……40g

さけるチーズ……1本

A | **水**……3/4カップ
| **和風だしの素**……2つまみ
| **みそ**……小さじ1・1/2

作り方

1 耐熱の器に **A** を入れて混ぜる（みそが完全に溶けなくてよい）。

2 **キャベツ、ほうれん草**を入れ、ふんわりラップをかけて、電子レンジで3分30秒ほど加熱する。

3 全体を混ぜてみそを完全に溶き、さいた**チーズ**を加えて余熱で溶かす。

🍚和食TOTAL	
糖質	32.3g
タンパク質	26.1g
食物繊維	7.7g

🍴洋食TOTAL	
糖質	29.6g
タンパク質	26.3g
食物繊維	5.2g

肝臓いたわりポイント

発酵食品×食物繊維 は腸が喜ぶ最強コンビ。
発酵食品のみそとチーズを入れた 腸活スープ 。

6日目 昼食 コンビニ派 *Lunch*

つくね串・焼きとり…各1本

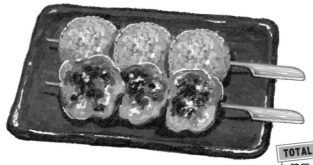

TOTAL

糖質	47.5g
タンパク質	25.6g
食物繊維	4.2g

海藻サラダ…1パック

わかめで腸を元気に!

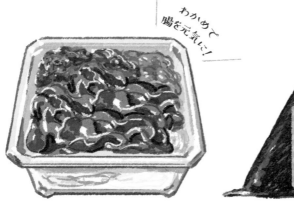

おにぎり(ツナマヨ)…1個

ツナマヨ

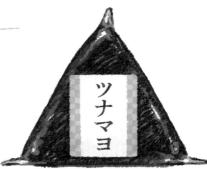

肝臓いたわりポイント ▶

海藻に含まれる水溶性食物繊維は
血糖値急上昇を抑え、腸内環境を整える働きも。

鮭缶ポキ丼

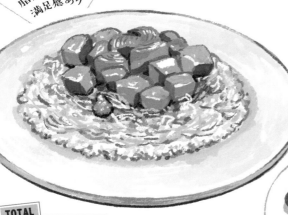

脂質が多いので満足感あり

TOTAL

糖質	………	**35.4g**
タンパク質	…	**21.4g**
食物繊維	……	**7.4g**

with ちくわ入りきのこの ポン酢蒸し

ちくわ（1本）を刻んで、きのこのポン酢蒸し（P108・1/4 量）に混ぜる。

材料（1人分）

鮭水煮缶（汁気を切る）……小1缶

A | **ポン酢じょうゆ**……大さじ1
　　 | **オリーブ油**……小さじ1

カットミックス野菜（サラダ用）
　　……100g

アボカド（1.5cm角に切る）……小 1/2 個分

ご飯……70g

わさび……少々

作り方

1 ボウルに**鮭缶**を入れ、**A** を加えて混ぜる。

2 器に**ご飯**を盛り、**ミックス野菜**と**アボカド**をのせ、**1** をかけ、**わさび**を添える。

肝臓いたわりポイント ▼▼▼▼▼▼▼▼▼▼▼▼▼▼▼▼▼▼▼▼▼▼▼▼

鮭とアボカドからは、良質な脂質がとれる。
アボカドのオレイン酸には、便通改善効果も！

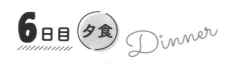

豆腐のもやしあんかけ定食

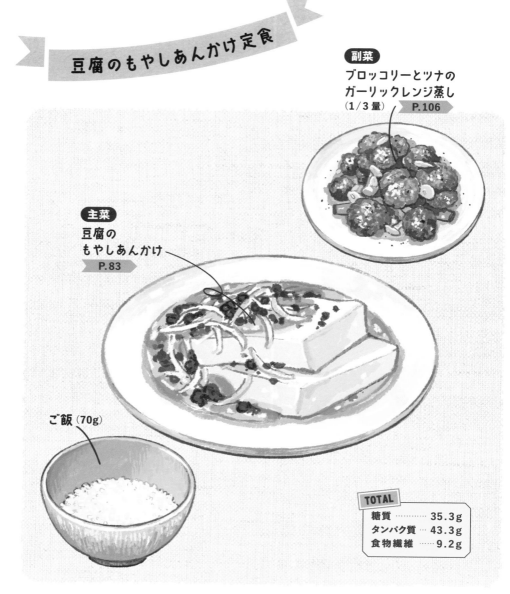

副菜
ブロッコリーとツナの
ガーリックレンジ蒸し
（1/3量） P.106

主菜
豆腐の
もやしあんかけ
P.83

ご飯（70g）

TOTAL	
糖質	35.3g
タンパク質	43.3g
食物繊維	9.2g

※主菜にボリュームがあるので、ご飯は抜いてもよい。

本日の主菜 豆腐のもやしあんかけ

6
日目
夕食

糖質	9.3g
タンパク質	35.8g
食物繊維	3.7g

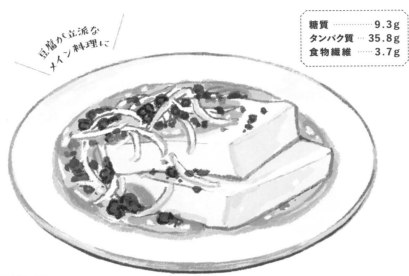

豆腐が立派なメイン料理に

材料（1人分）

もめん豆腐……小1丁（200g）
オリーブ油……小さじ1
豚ひき肉……80g
もやし……100g
ごま油……小さじ1

A
- 水……3/4カップ
- 和風だしの素……少々
- しょうゆ……小さじ2
- みりん……小さじ1
- 塩……少々

B
- 片栗粉……小さじ1・1/2
- 水……大さじ1

作り方

1 豆腐は厚さを半分に切る。

2 フライパンに**オリーブ油**を熱して**豆腐**を入れ、両面をきつね色に焼いたら取り出し、器に盛る。

3 同じフライパンに**ごま油**を入れて熱し、**ひき肉ともやし**を入れて炒め合わせる。**A**を加えて煮立て、**B**でとろみをつけたら**2**にかける。

肝臓いたわりポイント ▼▼▼▼▼▼▼▼▼▼▼▼▼▼▼▼▼▼▼▼▼

豆腐には、腸内の有用菌のエサになる
オリゴ糖が含まれていて**整腸効果**が期待できる。

83

≡ 実践プラン最終日 ≡

食べ方を知れば
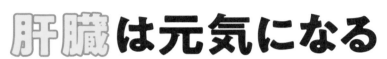は元気になる

1週間取り組むことができて、おめでとうございます。
けっして食べてはいけないのではなく、
"肝臓をいたわる食べ方"をするだけなので、
「続けやすい」と感じていただけたと思います。
この食べ方のルールを覚えて続けていけば、
肝臓の脂肪は必ず落ちます。

先生からの
処方箋

今日からの自分は、
昨日までの
自分ではない。

Dr. 尾形

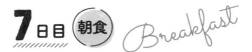

ハム、白菜、ブロッコリーの コンソメスープ

粉チーズを ふっても！

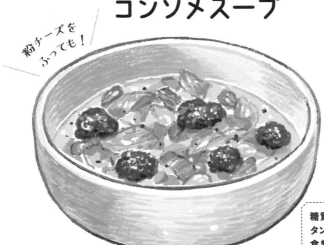

糖質	2.0g
タンパク質	3.8g
食物繊維	2.0g

材料（1人分）

ロースハム（手でちぎる）……2枚分

カット白菜……50g

冷凍ブロッコリー……30g

A │ **水**……3/4カップ
　　│ **コンソメスープの素**（顆粒）
　　│ 　　……小さじ1/2
　　│ **塩・こしょう**……各少々

作り方

1 耐熱の器に **A** を入れて混ぜる。

2 ハム、白菜、ブロッコリーを入れ、ふんわりラップをかけて、電子レンジで3分30秒ほど加熱する。

3 全体をよく混ぜる。

🍚和食TOTAL	
糖質	30.6g
タンパク質	20.6g
食物繊維	7.0g

🍴洋食TOTAL	
糖質	27.9g
タンパク質	20.8g
食物繊維	4.5g

▶ **肝臓いたわりポイント** ▼▼▼▼▼▼▼▼▼▼▼▼▼▼▼▼▼▼▼▼▼▼▼

白菜の代わりに カットキャベツ にしたり、 きのこ を足したりなど、上手に アレンジ して。

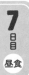

7日目 昼食 コンビニ派 *Lunch*

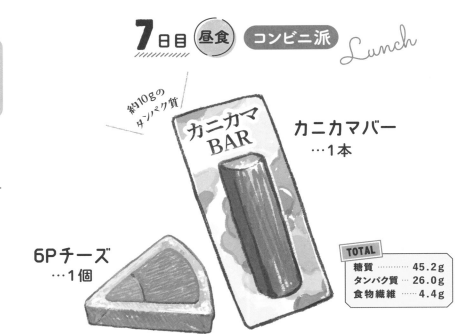

約10gの
タンパク質

カニカマ
BAR

カニカマバー
…1本

6Pチーズ
…1個

TOTAL

糖質	45.2g
タンパク質	26.0g
食物繊維	4.4g

ツナコーンサラダ…1パック

おにぎり（鮭）…1個

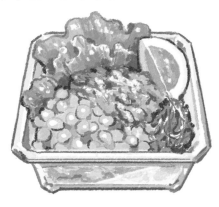

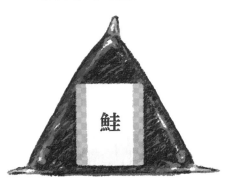

鮭

肝臓いたわりポイント ▶ ▼

夕食がコンビニになりそうなときも、
この組み合わせで。寒い時期にはおでんも◎。

焼きさばご飯

具とご飯を混ぜるだけ

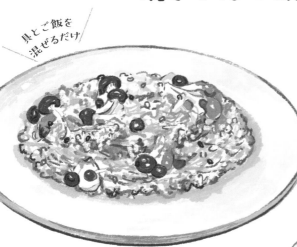

with
ブロッコリーとツナの ガーリックレンジ蒸し
(1/4 量) (P.106)

TOTAL
糖質 ………… 29.1g
タンパク質 … 21.1g
食物繊維 …… 7.9g

材料（1人分）

塩焼きさば（市販惣菜）……1 切れ

A カットミックス野菜（サラダ用）……50g
きのこのポン酢蒸し（P.108）……1/4 量
いりごま（白）……小さじ1
ご飯……70g

作り方

ボウルにさばを入れて大きめにほぐし、**A** を加えて混ぜ合わせる。

\\\ 肝臓いたわりポイント ▶ ▼

焼きさばは、市販の惣菜でOK。
作り置き副菜も組み合わせて、手軽においしく。

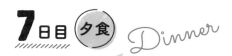
とり肉と野菜の具だくさんスープパスタ定食

副菜
玉ねぎと厚揚げの
カレー炒め（1/4量）
P.104

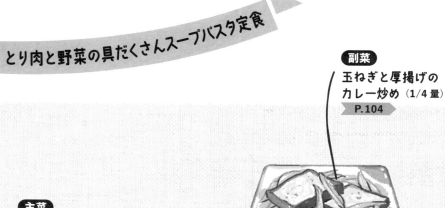

主菜
とり肉と野菜の
具だくさんスープパスタ
P.89

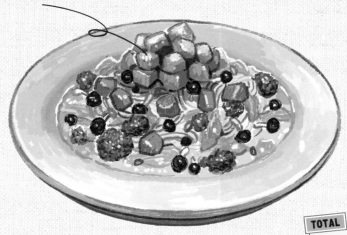

TOTAL

糖質	33.6g
タンパク質	31.1g
食物繊維	10.3g

とり肉と野菜の具だくさんスープパスタ

糖質	27.2g
タンパク質	25.2g
食物繊維	8.7g

パスタだって食べられる

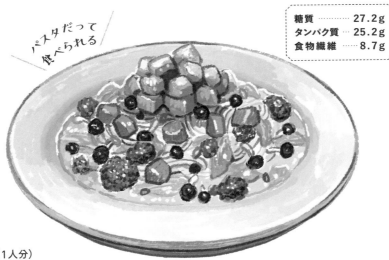

材料(1人分)

とりむね肉……100g	
塩・こしょう……各少々	
カット白菜……50g	
カットしめじ……50g	
冷凍ブロッコリー……50g	
アボカド……小1/2個	
スパゲッティ……35g	
A	**水**……1・1/2カップ
	コンソメスープの素(顆粒)……小さじ1
塩・こしょう……各少々	
にんにく(薄切り)……1/2かけ分	
輪切り唐辛子……少々	
オリーブ油……大さじ1	

作り方

1 **とり肉**は2cmの角切りにし、**塩、こしょう**をふる。**アボカド**は1.5cmの角切りにする。

2 フライパンに**にんにく**と**唐辛子**、**オリーブ油**を入れて熱し、**とり肉、白菜、しめじ**を炒める。

3 **A**を入れて煮立て、半分に折った**スパゲッティ**を入れ、ふたをしてゆでる。スパゲッティのゆで時間の2分前になったら**ブロッコリー**を加える。

4 **アボカド**と**塩、こしょう**を入れて味をととのえ、ひと煮立ちさせる。

肝臓いたわりポイント ▼▼▼▼▼▼▼▼▼▼▼▼▼▼▼▼▼▼▼▼▼▼▼▼▼

たっぷりと具を入れた スープパスタ なら、少量の麺でも大満足。パスタも 工夫 しだい!

レタス、えのき、わかめの みそ汁

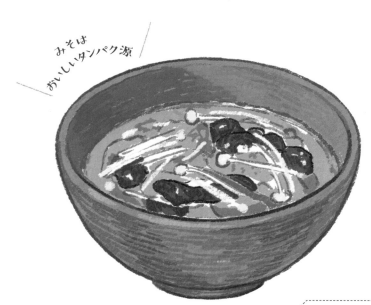

みそは
おいしいタンパク源

糖質 ………… **5.0g**
タンパク質 …… **2.7g**
食物繊維 …… **4.7g**

材料（1人分）

レタス……1枚
カットえのき……80g
乾燥わかめ……小さじ2
A | **水**……1カップ
　　| **みそ**……小さじ1・1/2
　　| **和風だしの素**
　　　……2つまみ

作り方

1 耐熱の器に **A** を入れて混ぜる（みそが完全に溶けなくてよい）。

2 ちぎった**レタス**、**えのき**、**わかめ**を入れ、ふんわりラップをかけて、電子レンジで3分ほど加熱する。

3 全体を混ぜて、みそを完全に溶く。

MEMO

えのきやわかめのだしが出て、レンジ調理でもおいしい。わかめの水溶性食物繊維も、スープなら余さずとれます。

大根、大豆、ブロッコリーの カレースープ

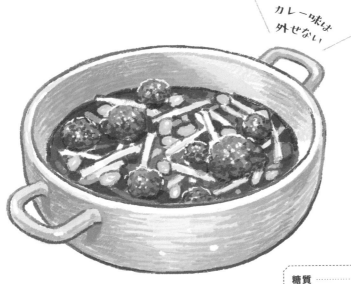

カレー味は
外せない！

糖質	4.8g
タンパク質	5.1g
食物繊維	4.2g

材料（1人分）

ゆで大豆……30g

カット大根サラダ……50g

冷凍ブロッコリー……30g

A | **水**……3/4 カップ
| **カレーフレーク**……小さじ 2
| **塩・こしょう**……各少々

MEMO

カレーフレークなどで油分が入ると、満腹感が増します。カレーフレークがなければ、カレー粉小さじ 1/4 を加えて。

作り方

1 耐熱の器に **A** を入れて混ぜる（カレーフレークが完全に溶けなくてよい）。

2 **大豆、大根、ブロッコリー**を入れ、ふんわりラップをかけて、電子レンジで 3 分 30 秒ほど加熱する。

3 全体を混ぜて、カレーフレークを完全に溶く。

ミニトマト、レタス、いんげん、えのきのスープ

ミニトマトは定番に！

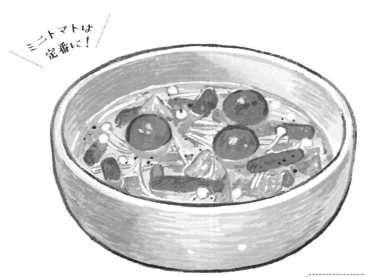

糖質	8.9g
タンパク質	2.4g
食物繊維	4.4g

材料（1人分）

ミニトマト……3個
レタス（ちぎる）……1枚
冷凍いんげん（短く折る）……50g
カットえのき……50g
A | **水**……1カップ
コンソメスープの素（顆粒）
……小さじ 1/2
塩・こしょう……各少々

作り方

1 耐熱の器に **A** を入れて混ぜる。

2 ミニトマト、レタス、いんげん、えのきを入れ、ふんわりラップをかけて、電子レンジで 3分30秒ほど加熱する。

3 全体をよく混ぜる。

MEMO

冷凍いんげんは市販品でもちろんOKですが、ゆでたいんげんを冷凍用保存袋に入れて冷凍しておくこともできます。

ゆで大豆と白菜の
バター風味スープ

大豆とバターが
合う

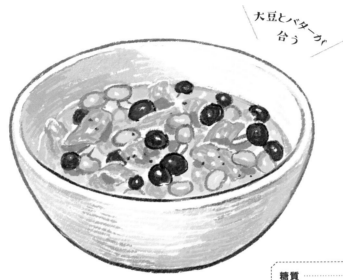

糖質	2.6g
タンパク質	4.8g
食物繊維	4.1g

材料（1人分）

ゆで大豆……30g
カット白菜……80g
カットしめじ……30g
A | **水**……3/4カップ
　| **コンソメスープの素**（顆粒）
　　　……小さじ1/2
　| **塩・こしょう**……各少々
　| **バター**……小さじ1

作り方

1 耐熱の器に **A** を入れて混ぜる。

2 **大豆**、**白菜**、**しめじ**を入れ、ふんわりラップをかけて、電子レンジで3分ほど加熱する。

3 全体をよく混ぜる。

MEMO

ゆで大豆を加えればタンパク質がとれて、腹持ちがよくなります。何となく罪悪感のあるバターも野菜スープで気兼ねなく。

93

きのこと白菜の梅スープ

梅干しの酸味が
さわやか

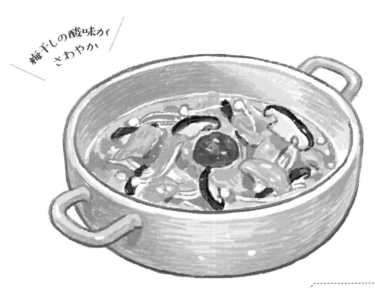

糖質	3.0g
タンパク質	1.8g
食物繊維	4.0g

材料（1人分）

カット白菜……50g
カットえのき……30g
しいたけ（薄切り）……2枚分
梅干し……1個
A 　**水**……3/4カップ
　　　和風だしの素……2つまみ
塩……少々

作り方

1 耐熱の器に **A** を入れて混ぜる。

2 **白菜、えのき、しいたけ、梅干し**を入れ、ふんわりラップをかけて、電子レンジで3分ほど加熱する。

3 全体をよく混ぜ、**塩**で味をととのえる。

MEMO

すっぱい梅干しのスープを飲むと、唾液の分泌が増えます。唾液の酵素はでんぷんの消化を助けるので、体にもやさしい。

豆苗、きのこの コンソメスープ

シャキシャキ 食感がいい!

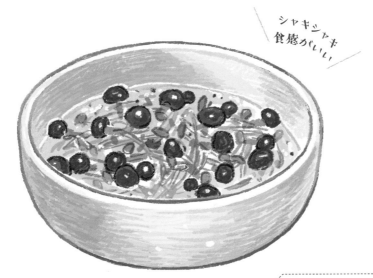

糖質 ……… 2.3g
タンパク質 …… 2.4g
食物繊維 …… 3.8g

材料（1人分）

豆苗（2〜3cm長さに切る）
……1/2パック分

カットしめじ……80g

A **水**……3/4カップ
コンソメスープの素（顆粒）
……小さじ1/2
塩・こしょう……各少々
オリーブ油……小さじ1/2

作り方

1 耐熱の器に **A** を入れて混ぜる。

2 **豆苗、しめじ**を入れ、ふんわりラップをかけて、電子レンジで3分ほど加熱する。

3 全体をよく混ぜる。

MEMO

豆苗はえんどう豆の若い葉と茎なので、「豆」と「緑黄色野菜」の両方の栄養をとれる栄養価の高い食材です。

ちくわと豆苗の しょうがみそ汁

しょうがの ポカポカ効果も

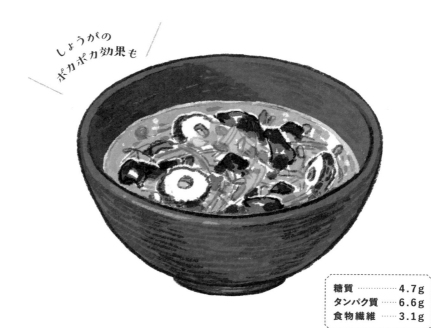

糖質	……	4.7g
タンパク質	……	6.6g
食物繊維	……	3.1g

材料（1人分）

ちくわ（小口切り）……1本分
豆苗（2～3cm長さに切る）
　　……1/2 パック分
カットわかめ……大さじ1
おろししょうが……少々
A 　**水**……1カップ
　　　和風だしの素……2つまみ
　　　みそ……小さじ1・1/2

作り方

1 耐熱の器に **A** を入れて混ぜる（みそが完全に溶けなくてよい）。

2 ちくわ、豆苗、わかめ、しょうがを入れ、ふんわりラップをかけて、電子レンジで3分ほど加熱する。

3 全体を混ぜて、みそを完全に溶く。

MEMO

シャキシャキとした豆苗を具にすることで、しっかりかんで"食べるみそ汁"に。ちくわも加えれば、タンパク質も増えます。

白菜と豚肉の和風ミルフィーユ鍋

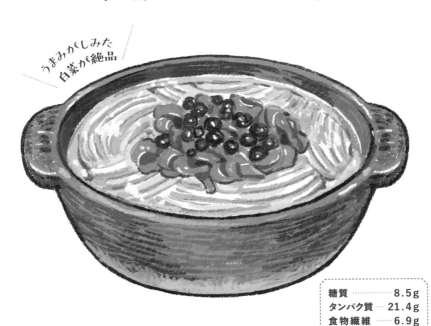

うまみがしみた白菜が絶品

糖質 …………… 8.5g
タンパク質 … 21.4g
食物繊維 …… 6.9g

材料（1人分）

豚しゃぶしゃぶ用肉……100g
白菜……200g
にんじん……1/4 本
カットしめじ……100g
A | **水**……1/2 カップ
和風だしの素……少々
おろししょうが……少々
酒……大さじ1
塩……小さじ1/3
しょうゆ……小さじ1

作り方

1 **白菜**数枚に**豚肉**をのせ、白菜で挟む。これを繰り返し、3〜4cm幅に切る。**にんじん**はピーラーで薄く切る。

2 鍋に**白菜**の断面が上になるように入れ、**にんじん**、**しめじ**も入れる。**A**を入れてふたをし、火にかける。沸騰したら、弱火で10分ほど煮込む。

MEMO

おなじみ白菜と豚肉のミルフィーユ鍋ですが、しょうがを加えて寒い夜もポカポカに。大量の白菜をペロリといただけます。

たっぷり野菜の
厚揚げ入りボルシチ

厚揚げで
ボリュームアップ。

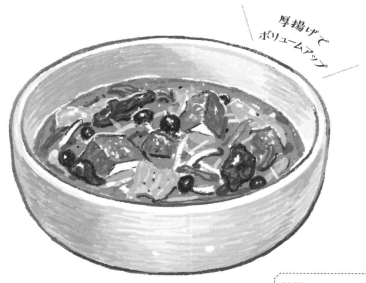

糖質	8.6g
タンパク質	30.8g
食物繊維	6.8g

材料(1人分)

牛切り落とし肉……100g
厚揚げ……1/2 枚
カットミックス野菜(野菜炒め用)
　……100g
カットしめじ……80g
にんにく(薄切り)……1/2 かけ分
オリーブ油……小さじ2
A | **水**……1・1/2カップ
　　コンソメスープの素(顆粒)
　　　……小さじ1/2
　　輪切り唐辛子……少々
B | **トマト缶**(カット)……100g
　　塩・こしょう……各少々

作り方

1 厚揚げは 4 等分に切る。

2 鍋に**オリーブ油**を熱し、**牛肉、にんにく、ミックス野菜、しめじ**を入れて炒め、**A** を入れてふたをする。

3 沸騰したら弱火にして**1**を入れ、7〜8分煮る。**B** を加えてさらに 5 分ほど煮る。

MEMO

牛肉をたっぷり入れると、脂肪分も材料費も高くなってしまいます。半量は厚揚げに代えれば、栄養価もボリュームも満足。

サーモンと豆腐の重ね蒸し

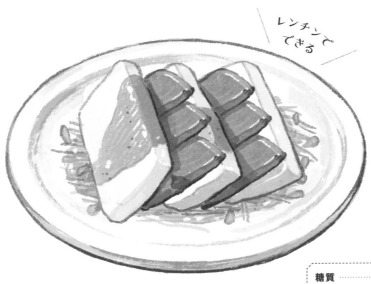

レンチンでできる

糖質	4.7g
タンパク質	30.1g
食物繊維	4.6g

材料（1人分）

サーモン（刺身用に切ったもの）
……80g

もめん豆腐……小1丁（200g）

豆苗……1パック

塩……少々

オリーブ油……小さじ2

酒……小さじ2

A | **ゆずこしょう**……少々
ポン酢じょうゆ……大さじ1

作り方

1 **豆腐**は1cm厚さに切る。**豆苗**は3cm長さに切る。

2 耐熱の器に**豆苗**をしき、**豆腐**と**サーモン**数枚を交互に重ねて並べる。**塩**をかけ、**オリーブ油**と**酒**をふり、ふんわりラップをかけて、電子レンジで4分30秒ほど加熱する。

3 合わせた**A**をかける。

MEMO

淡泊な味の豆腐は、ほかの食材との組み合わせを楽しみたい。今回はサーモンを挟み、ゆずこしょう&ポン酢とコラボ。

ピーマン、しいたけ トッピングの肉ピザ

ピザ生地は なんと豚肉

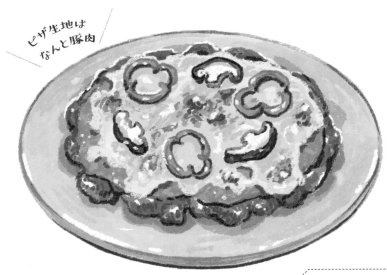

糖質	6.3g
タンパク質	35.0g
食物繊維	4.1g

材料（1人分）

- **豚薄切り肉**（もも）……50g
- **塩・こしょう**……各少々
- **ピーマン**……1個
- **しいたけ**……3枚
- **ピザ用チーズ**……30g
- **トマトケチャップ**……大さじ1
- **おろしにんにく**……少々
- **オリーブ油**……小さじ2

MEMO

「糖質が多いピザは食べられない」と、諦めていた方へ。豚肉にピザの具材をのせる、このメニューをお試しあれ！

作り方

1 **豚肉**は一口大に切る。**ピーマン**は5mm幅の輪切りにする。**しいたけ**は薄切りにする。

2 フライパンに**オリーブ油**を入れ、**豚肉**を平らに広げて、**塩、こしょう**をふる。

3 **ケチャップ**と**にんにく**を塗り、**ピーマン**、**しいたけ**、**チーズ**をのせたらふたをし、中火で7～8分蒸し焼きにする。

豚肉と厚揚げの しょうが焼き

たっぷり 野菜とともに

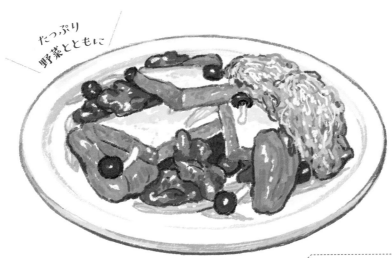

糖質	14.2g
タンパク質	30.7g
食物繊維	5.7g

材料（1人分）

- **豚薄切り肉**（もも）……100g
- **塩・こしょう**……各少々
- **厚揚げ**……1/2 枚
- **玉ねぎ**……1/4 個
- **ピーマン**……2 個
- **カットしめじ**……50g
- **オリーブ油**……小さじ 2
- **A** | **おろししょうが**……小さじ 1/2
  | **しょうゆ**……大さじ1
  | **みりん**……小さじ2
- **カットキャベツ**（せん切り）……50g

作り方

1 **豚肉**は一口大に切って、**塩、こしょう**をふる。**厚揚げ**は1cm厚さに切る。**玉ねぎ**は 1.5cm幅に切る。**ピーマン**は縦半分に切る。

2 フライパンに**オリーブ油**を熱し、**豚肉、厚揚げ、玉ねぎ、ピーマン、しめじ**を入れて焼き、合わせた **A** を加えてからめるように炒める。

3 器に**キャベツ**を盛り、**2** を盛りつける。

MEMO

豚肉に厚揚げも加えたしょうが焼き。肉だけよりも食べごたえが出るうえ、味がしみた厚揚げが何とも美味。

さば缶のキムチ鍋

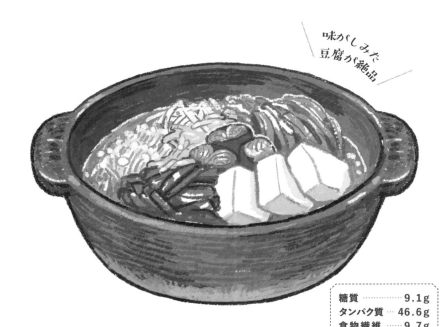

味がしみた豆腐が絶品

糖質	9.1g
タンパク質	46.6g
食物繊維	9.7g

材料（1人分）

さば水煮缶（汁ごと）……小1缶
もめん豆腐……1/2丁（150g）
白菜キムチ……80g
もやし……100g
カットえのき……50g
ニラ……1束
A **水**……2カップ
　　しょうゆ……小さじ2
おろしにんにく……少々
ごま油……小さじ2
ピザ用チーズ……30g

作り方

1 **豆腐**は3cm幅に切る。**ニラ**は3cm長さに切る。

2 鍋を熱して**ごま油**と**にんにく**を入れ、**キムチ**を炒める。**A**を入れて煮立て、**さば缶**、**豆腐**、**もやし**、**えのき**、**ニラ**を入れてふたをして煮込む。

3 具に火が通ったら、**チーズ**を入れて溶かす。

MEMO

定番の豚キムチ鍋ももちろんいいですが、さば缶とキムチを組み合わせるのもアリ。青魚の良質な脂質は、血液をサラサラに。

キャベツとベーコンの マスタード煮

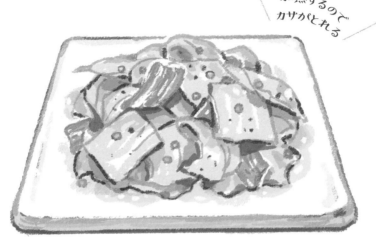

加熱するので カサがとれる

保存日数
2〜3日

材料（作りやすい分量）

キャベツ……1/4 個（300g）

薄切りベーコン……2 枚

A | 水……1/4 カップ
粒マスタード……大さじ 2
塩・こしょう……各少々
オリーブ油……小さじ 2

作り方

1 キャベツはざく切りにする。ベーコンは 2cm幅の短冊切りにする。

2 鍋に **1** と **A** を入れて混ぜ、ふたをして中火で加熱する。沸騰したら弱火にし、7〜8 分煮る。

3 清潔な保存容器に入れ、冷めたら冷蔵庫へ。

> **食材MEMO キャベツ**
>
> 健胃作用で有名なキャベツですが、含まれるビタミンUは肝臓の脂肪の代謝を促進。肝機能を高めます。

玉ねぎと厚揚げの カレー炒め

カレー味で スパイシーに

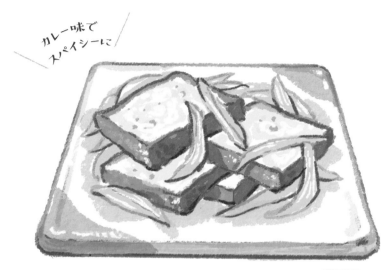

保存日数
2~3日

材料（作りやすい分量）

玉ねぎ……大1個
厚揚げ……1枚
オリーブ油……小さじ2
A カレーフレーク……大さじ1
しょうゆ……小さじ1
塩・こしょう……各少々

作り方

1 玉ねぎは5mm幅に切る。厚揚げは1cm幅に切る。

2 フライパンにオリーブ油を熱し、玉ねぎを炒める。しんなりしたら厚揚げを加えて炒め、Aで味をととのえる。

3 清潔な保存容器に入れ、冷めたら冷蔵庫へ。

食材MEMO 玉ねぎ

比較的糖質が多いけれど、食卓には欠かせない玉ねぎ。含まれる硫化アリルには血液をサラサラにする効果が。

使用している献立
5日目夕飯（P.76）、7日目夕飯（P.88）

焼きピーマンの
おかか和え

味がしみるのは
作り置きのよさ

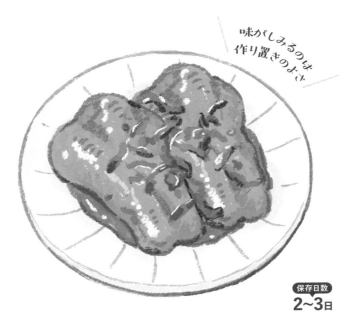

保存日数
2〜3日

材料（作りやすい分量）

ピーマン……1袋（5個）

A かつお節……1/2 袋（2g）
しょうゆ……小さじ1
塩……少々
すりごま（白）……小さじ2

作り方

1 ピーマンはヘタを切ってから、手で押さえて潰し、オーブントースターで10分ほど焼く（＊）。

2 1を清潔な保存容器に移し、**A** を入れて混ぜ合わせる。

3 冷めたら、冷蔵庫へ。

＊ 魚焼きグリルなら、5〜6分。フライパンならオリーブ油（小さじ1）を熱し、ピーマンを入れてふたをして7〜8分蒸し焼きにする。

食材MEMO **ピーマン**

ピーマンのビタミンCは加熱に強い特徴があります。含まれるビタミンPには、毛細血管を丈夫にする働きも。

使用している献立
2日目夕食（P.58）、4日目夕食（P.70）、
5日目昼食〈自炊派〉（P.75）

105

ブロッコリーとツナの ガーリックレンジ蒸し

レンジで簡単 作り置き

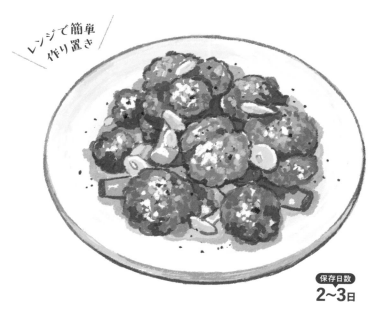

保存日数
2〜3日

材料（作りやすい分量）

ブロッコリー……1個
ツナ缶……小1缶
にんにく……1/2 かけ

A | **オリーブ油**……小さじ2
　　| **塩・こしょう**……各少々

作り方

1 ブロッコリーは小房に分ける。**にんにく**は薄切りにする。

2 耐熱の器に、**1**、**A**、汁気を切った**ツナ缶**を入れて混ぜ、ふんわりラップをかけて、電子レンジで3分ほど加熱する。

3 冷めたら、冷蔵庫へ。

食材MEMO **ブロッコリー**

β-カロテンを豊富に含む緑黄色野菜。豊富な食物繊維で腸を元気にするほか、糖質や脂質の代謝を促進します。

使用している献立
4日目昼食〈自炊派〉(P.69)、6日目夕食 (P.82)、7日目昼食〈自炊派〉(P.87)

大根とハムのラペ

さっぱり
食べられる

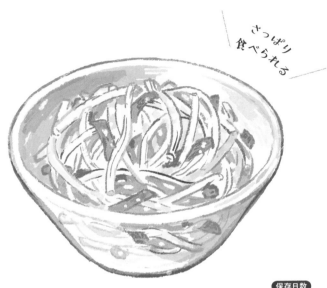

保存日数
2〜3日

材料（作りやすい分量）

大根……300g
塩……小さじ1/3
ロースハム……3枚
A　**オリーブ油**……大さじ1
　　酢……大さじ1
　　塩・砂糖・こしょう……各少々

作り方

1 **大根**はせん切りにし、ボウルに入れて**塩**を混ぜてしんなりさせ、水気をしぼる。**ハム**は細切りにする。

2 大根が入ったボウルに、**ハム**、**A**を入れて混ぜ合わせる。

3 清潔な保存容器に入れ、冷蔵庫へ。

食材MEMO　大根

糖質が多い根菜のなかで、大根は例外。大根に含まれる酵素は炭水化物の消化をサポートするので、肝臓にやさしい。

使用している献立
1日目夕食（P.52）、2日目昼食〈自炊派〉（P.57）

きのこのポン酢蒸し

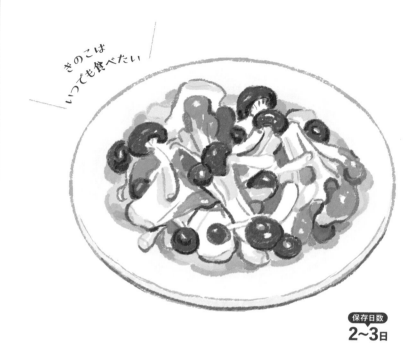

きのこは
いつでも食べたい

材料（作りやすい分量）

しめじ……大1パック
まいたけ……1パック
A オリーブ油……小さじ1
ポン酢じょうゆ……大さじ2

作り方

1 しめじは石づきを切り、小房に分ける。まいたけは小房に分ける。

2 耐熱の器に **1**、**A** を入れて混ぜ、ふんわりラップをかけて、電子レンジで3分30秒ほど加熱する。

3 冷めたら、冷蔵庫へ。

食材MEMO きのこ

きのこは不溶性食物繊維が豊富。便通をよくするなど、腸内環境の改善に効果的。カットして冷凍保存が便利。

使用している献立
3日目夕食（P.64）、6日目昼食〈自炊派〉（P.81）、7日目昼食〈自炊派〉（P.87）

こんにゃくとひき肉の 中華みそ炒め

ピリ辛味を まとって

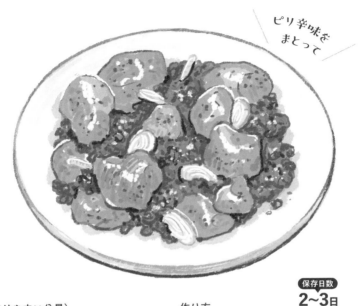

材料（作りやすい分量）

こんにゃく……1枚

豚ひき肉……100g

長ねぎ……1/4本

豆板醤……小さじ1/2
（トウバンジャン）

ごま油……小さじ2

A みそ……大さじ1・1/2

　　酒……大さじ1

　　砂糖……小さじ1

保存日数
2～3日

作り方

1 こんにゃくは2～3cm大にちぎり、塩（分量外）でもみ洗いをして水気を切る。長ねぎは小口切りにする。

2 フライパンを熱してごま油を入れ、ひき肉を炒める。そぼろ状になったら、豆板醤、**1**を加えて炒め、合わせた**A**を加えてさらに炒める。

3 清潔な保存容器に入れ、冷めたら冷蔵庫へ。

食材MEMO **こんにゃく**

こんにゃくの材料はいもですが、糖質が低いので安心して食べられます。食物繊維も多くカサ増し食材としても。

使用している献立
4日目夕食（P.70）

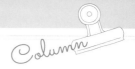

肝臓を
いたわる
心の処方箋

少しでも体重が減ったら
自分をほめ、ちゃんと喜んで

　ほめられた子どもは、いつだってうれしそうで自慢げです。ほめられた大人は、「いいえ、そんなことはありません」となかなか受け入れません。大人になるというのはややこしいものですが、大人だって、ほめられたらやっぱりうれしいものではありませんか？

　だから、**がんばっている患者さまをほめたい**です。

「体重を量って記録できましたね」

「加糖飲料を飲まずにいられましたね」

　ほめるという行為は、自分自身に対して行うこともできます。どんな小さなことでもいいので、**達成できたこと、がんばったことを見つけて、自分自身をほめてあげてほしい**です。すると、脳は喜びをちゃんとキャッチして、その行動を続けやすくもなるんですよ。

　健康のために食事を変えて体重を落とすことは、だれにでもできる当たり前のことではありません。がんばっている自分をほめ、結果が出たら喜びましょう。

これなら続く！

イレギュラー
対応プラン

肝臓をいたわる食べ方はわかったけれど、
「深夜シフトが続く」とか、「前日に食べすぎた」など、
うまくいかないこともあるでしょう。
そんな「困った……」を解決する
対策法をシチュエーション別に紹介します。

これで解決！

夜食は避け
スープジャーを持参

　シフト勤務で深夜にしか食事をとれない人もいますね。高カロリーのコンビニ弁当などをガッツリと食べてすぐに寝る生活では脂肪は落ちません。

　そんな方に実践してほしいのは、起きたら自宅でまず1食食べること（昼食の時間帯になってもOK）。深夜勤務前は少しでも寝ていたいでしょうが、出勤前**に野菜スープだけでも口にしましょう。可能なら野菜スープは2食分作ってスープジャーで勤務先に持参**し、休憩時間の食事にできるとベストです。

　夕食はコンビニを頼っても。サラダチキンや焼きとり、から揚げ串などから1品と、カップサラダなどで野菜をとるようにし、おにぎり1個をプラスしてOK。スマート献立の昼食（コンビニ派）を参照してください。職場のルールがあると思いますが、**休憩時間を食事時間にし、深夜に食事をしないルーティン**にしたいですね。仕事の合間につまむ、甘いものにも注意して。

翌日の朝食は
野菜スープだけに

「ダイエット中は、食事会を断るべきですか？」と聞かれることがあります。お祝いごとや大切な人との会合を断ることでダイエットには成功しても、人生の大事な機会は奪われることになります。

　事前に予定がわかっているなら、前後で運動時間を増やしたり、食事量を調整すればいいのです。急な会合だって工夫しだい。**食べすぎた日の翌朝は、野菜スープだけにしましょう。**何も食べないでいると、次の食事で食べすぎて血糖値の波が乱高下することに。

　また、野菜スープをとると腸の動きが活発になり、消化・吸収がよくなって一石二鳥です。

　ダイエットとは、けっして食事を我慢することではありません。**上手に食べて、脂肪を減らしていく**ことなんですよ。

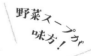

野菜スープが
味方！

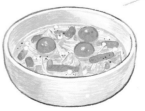

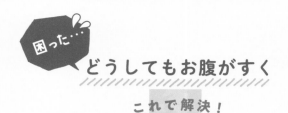

困った…

どうしてもお腹がすく

これで解決！

ナッツやゆで卵などの 間食を

「そんなに食べていないのに、やせない……」という人の話をよくよく聞くと、食事の合間にお菓子などをちょこちょこつまんでいたりします。この"無意識食べ"がダイエットを妨げます。

　ダイエットを始めたばかりの時期は、食間でお腹がすくこともあるでしょう。**脂肪をエネルギー源として使うためには一定の空腹時間も必要**ですが、我慢しすぎるのも反動で食べすぎを招く一因に。

　空腹を感じるなら、間食に**ナッツやゆで卵、チーズ**など、**血糖値を上げにくく、不足しがちな栄養素を補える食材**をとるようにしましょう。野菜スティックをポリポリかじるのもよいですが、タンパク質や脂質を含む食品のほうが、腹持ちはよくなります。

▶おすすめ間食と食べていい量

ミックスナッツ	ゆで卵	キャンディチーズ	あたりめ
40g	1個	3個	10g

体重の停滞期に入った

これで解決！

スロースクワットで
筋肉量を増やす

食事を変えると最初は順調に体重が落ちますが、ある段階で「停滞期」に入ります。これは正常な体の防御反応なので、「努力が足りない」と自分を責めないでください。

停滞期に入っても極端に食事量を減らしてはいけません。代わりに、基礎代謝を高める筋トレに取り組みましょう。

太ももの大きな筋肉を効率よく鍛える「スロースクワット」がおすすめ。下半身をゆっくり動かすと筋トレ効果がアップ。食事の前後30分以内に行うと、**糖が脂肪に変換されるのを防げます。**

▶ スロースクワット

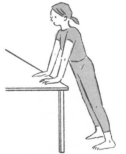

1 足を肩幅に広げて立ち、イスの背や机に手をかける。

ひざが足先より前に出ない

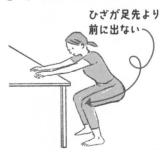

2 お尻を後ろに引くように、7秒かけてゆっくり腰を落とす。続けて、7秒かけてゆっくり1の姿勢に戻る（10回で1セット）。1〜2分休憩して3セット行う。

困った…

便秘ぎみになった

これで解決！

腸内環境の バランスを整える

　便秘はダイエットの大敵。腸内環境の改善に取り組みましょう。**腸によい働きをもたらすビフィズス菌や乳酸菌などの微生物、またはその微生物を含む食品を「プロバイオティクス」**といい、積極的にとりたいもの。また、これらの菌のエサとなる**食品成分を「プレバイオティクス」**と呼び、両方を同時にとると、（＝シンバイオティクス）腸内環境がよくなることが知られています。

　ただし、**乳酸菌は納豆やキムチなど、乳酸菌飲料以外の食品からとりましょう。**

\ プロバイオティクス /

- ・ナチュラルチーズ
- ・ヨーグルト
- ・漬けもの
- ・キムチ
- ・みそ
- ・納豆

\ プレバイオティクスを含む食品 /

- ・玉ねぎ
- ・ごぼう
- ・豆類
- ・さつまいも
- ・キャベツ
- ・ブロッコリー
- ・りんご
- ・きのこ類
- ・海藻類
- ・こんにゃく

\ 両方を同時にとる /

シンバイオティクス

飲酒頻度を 半分にするところから

　本気で減量すると決めたなら、**3カ月間は断酒がベスト**です。お酒を飲むと食事が進みやすいうえ、アルコール代謝のために肝臓の負担が大きくなります。断酒すれば肝機能の指標であるγ-GTP が改善しやすいので、モチベーションも高まるでしょう。

　ダイエット期間の終了後にお酒を飲むなら、**適量**(※)**を守ったうえで頻度を半分にできれば、肝臓にかかる負担が少ない飲み方**になります。

　なお、昨今、急性アルコール性肝障害で搬送された方の多くが、「ストロング系チューハイ」の多飲によるものでした。飲み口は軽いけれどアルコール度数が高く、肝臓をいたわりたい方には危険なお酒です。

　また、肝臓によいと思ってウコンのサプリメントやドリンクを飲む人がいますが、科学的根拠は乏しく、肝障害の原因になることもあるため注意しましょう。

※厚生労働省「健康日本 21」によれば、1 日あたり純アルコール換算約 20 g 程度。女性や体質的に弱い人、高齢者はそれより少量に。

117

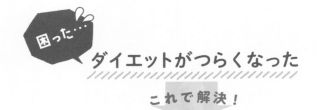

困った··· ダイエットがつらくなった

これで解決!

ストレス要因をチェックして2つまでに

ストレスと食行動には、深いつながりがあります。

かつて、私が肝臓移植をした患者さまたちの術後管理をほぼ1人で行うストレスフルな状況のとき、白衣の両ポケットにはグミをしのばせていました。甘いものは一時的に脳を喜ばせるため、過度なストレス状況下では、それがないとやっていられなくなるのです。

ダイエットがつらいときや、甘いものに手を出してしまうときは、ストレスが大きくなっているサイン。無理にダイエットを継続してもうまくいかないので、**ストレスの原因を見つけて"自分が対処できる2つまでに絞る"**ことです。人は抱える問題が3つ以上になると、途端に対処できなくなるものなのです。

▶ **ストレス過多のサイン**

☑ 甘いものに手が伸びる   ☑ 急に不安に襲われる

☑ 酒量、飲酒頻度が増える   ☑ 便秘や下痢などのトラブル

☑ 眠れない   ☑ 食欲に目立った変化がある

3カ月のダイエット期間が終わった

これで解決！

ダイエット後の体重を
維持するように

ダイエットは、短期間で集中して行うことが大切です。3カ月と決めて取り組み、その後は元の食事に戻る日があってもOK。大事なことは、減量後の体重を維持すること。増加するようなら、基本の食事法に戻って体重の増加を防ぎましょう。

本書の食事法は肝臓を守り健康を維持するもので、スタイルアップが目的ではありません。体脂肪率が男性25％以下、女性30％以下になれば、ダイエット成功と考えてください。

3カ月で減量に
成功したら…

減量後の体重を
維持できる
食事スタイルを続ける

もう少し減量する
必要があったら…

食事は今のままで
運動をプラスし、
目標体重まで続ける

119

「脂肪肝は食事でよくなる」という先生の言葉を信じて……。肝機能の数値がみるみる改善

S.Sさん（女性・当時75歳）

持病で別の病院にかかっていましたが、その先生が病院を移ることになり、夫が通院中の病院へ。長年、**健康診断で脂肪肝の判定はありましたが**、治療法があると言われたこともないし、私も治らないと思っていました。

・・・

ところが、**スマート外来の先生は「脂肪肝は、食事でよくなります」**とおっしゃったんです。私の場合は便秘も問題なので、食事改善とともに整腸剤を服用。同時に、発作が出ていないので、喘息（ぜんそく）のステロイド薬はやめることに。甘い飲み物をやめ、野菜をたくさん、ご飯は60ｇまでを守ったところ、**3カ月で肝臓の数値が改善したん**です。体重も3カ月で5kg落ち、今は自然を満喫しながら歩くのが日課。先生には感謝しかありません。

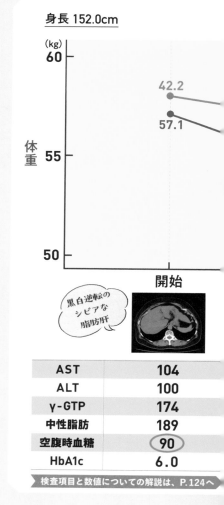

身長 152.0cm

（kg）
60

42.2
57.1

体重
55

50

開始

黒白逆転のシビアな脂肪肝

AST	104
ALT	100
γ-GTP	174
中性脂肪	189
空腹時血糖	90
HbA1c	6.0

検査項目と数値についての解説は、P.124へ

減量中の食事と数値の変化

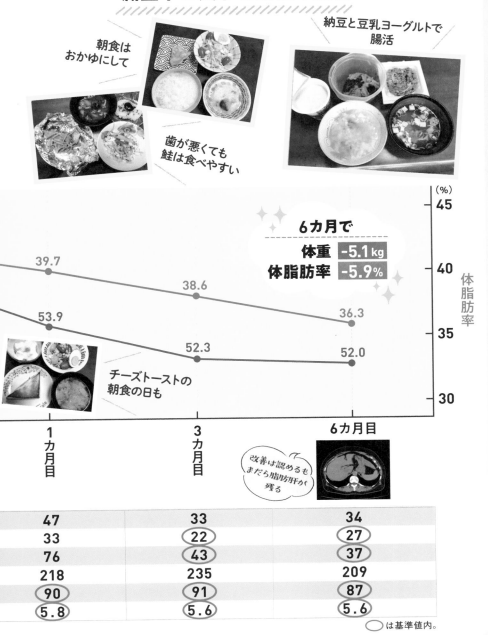

朝食は
おかゆにして

納豆と豆乳ヨーグルトで
腸活

歯が悪くても
鮭は食べやすい

6カ月で
体重 **-5.1kg**
体脂肪率 **-5.9%**

（%）
45

39.7

38.6

36.3

40

体
脂
肪
率

53.9

52.3

52.0

35

チーズトーストの
朝食の日も

30

1
カ
月
目

3
カ
月
目

6カ月目

改善は認めるも
まだら脂肪肝が
残る

47	33	34
33	⟨22⟩	⟨27⟩
76	⟨43⟩	⟨37⟩
218	235	209
⟨90⟩	⟨91⟩	⟨87⟩
⟨5.8⟩	⟨5.6⟩	⟨5.6⟩

◯は基準値内。

データ提供：佐久市立国保浅間総合病院「スマート外来」。CT写真は左右逆転して表示されます。

3食の蒸し野菜 で20kg減。
ひどい腰痛が改善し、
1日1万歩歩けるように

I.Yさん（男性・当時67歳）

40代半ばまでは、マラソンが趣味だった私。親の介護で走る時間が取れなくなった頃から、食事も乱れ、酒量も増えて体重は15kg以上増えました。そして、**歩行がつらいほどの腰痛に悩まされるように**。整形外科の先生からは20kgの減量を命じられ、スマート外来を紹介してもらいました。

● ● ●

担当の先生からは野菜を増やしましょうと言われ、**キャベツやもやしなどの蒸し野菜を3食食べる生活**に。キャベツを1玉買ってきても、2日で食べ切ってしまいます。そのおかげか、毎日快便で申し訳ないほどです（笑）。今の課題は休肝日を作ることですが、**食事を変えて1年で20kg減を達成**。腰痛はだいぶ改善して、**毎日1万歩歩く**ことができているんですよ。

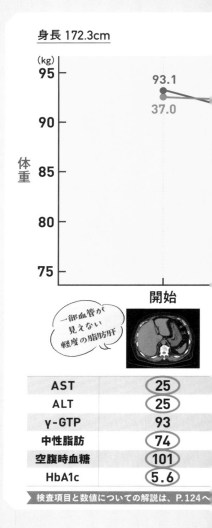

身長 172.3cm

(kg)

- 95
- 90
- 85
- 80
- 75

体重

93.1
37.0

開始

一部血管が見えない軽度の脂肪肝

AST	25
ALT	25
γ-GTP	93
中性脂肪	74
空腹時血糖	101
HbA1c	5.6

▶ 検査項目と数値についての解説は、P.124へ

減量中の食事と数値の変化

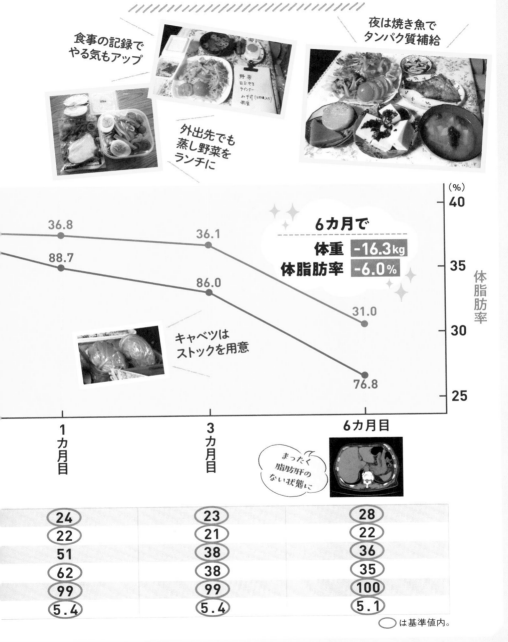

食事の記録で
やる気もアップ

夜は焼き魚で
タンパク質補給

外出先でも
蒸し野菜を
ランチに

36.8

88.7

36.1

86.0

6カ月で

体重 -16.3kg
体脂肪率 -6.0%

31.0

76.8

キャベツは
ストックを用意

（%）
40

35

30

25

体脂肪率

1カ月目

3カ月目

6カ月目

まったく
脂肪肝の
ない状態に

(24)	(23)	(28)
(22)	(21)	(22)
51	(38)	(36)
62	(38)	35
99	99	100
(5.4)	(5.4)	(5.1)

◯ は基準値内。

データ提供：佐久市立国保浅間総合病院「スマート外来」。CT写真は左右逆転して表示されます。

脂肪肝・糖尿病のサインとなる
健康診断の検査項目

脂肪肝や糖尿病の可能性を知らせる
健康診断の検査項目と基準値を紹介します。
これらの基準を参考に、健康管理に役立ててください。

 ## 肝機能検査

基準値

（単位：U/ℓ）

AST	30以下
ALT	30以下
γ-GTP	50以下

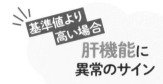

基準値より
高い場合

肝機能に
異常のサイン

AST
（エーエスティー）

心臓や肝臓、骨格筋、腎臓、赤血球などに多く存在するアミノ酸代謝に関わる酵素。肝臓の細胞が障害を受けると血液中に放出されるため、数値が高くなります。

ALT
（エーエルティー）

AST同様、さまざまな部位に存在する酵素ですが、とくに肝臓に多い。AST、ALTともに高値なら、肝炎の疑いが。ALTがASTより高いなら、脂肪肝の可能性があります。

γ-GTP
（ガンマ ジーティーピー）

肝臓や胆管に存在するタンパク質を分解する酵素。多量の飲酒習慣がある人は高くなりがちですが、飲酒をしないのにこの数値が高くなるのが「非アルコール性脂肪性肝疾患」の特徴です。

☑ 脂質代謝検査

基準値

（単位：mg /dℓ）

中性脂肪	30〜149

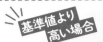

脂肪肝・動脈硬化・脂質異常症を起こしやすい

中性脂肪
ちゅうせい し ぼう

体のエネルギー源となる脂肪の一種。食べすぎ、飲みすぎ、肥満によって高値を示します。基準値より高い場合、動脈硬化が進みやすいほか、脂肪肝や脂質異常症になっているケースがあります。

☑ 糖代謝検査

基準値

（単位：mg /dℓ）

空腹時血糖	**109 以下** （100以上109以下：正常高値）

基準値

（単位：%）

HbA1c	**5.9 以下** （5.6以上5.9以下：正常高値）

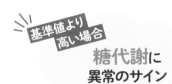

糖代謝に異常のサイン

空腹時血糖
くうふく じ けっとう

10 時間以上食事をとらない状態の血糖値。126mg ／dℓ以上だと糖尿病の恐れがあり、110 〜 125mg ／dℓだと「境界型」と呼ばれる、糖尿病予備群の状態であることを示します。

HbA1c
ヘモグロビンエーワンシー

ヘモグロビンは赤血球のタンパク質の一種で、ブドウ糖と結合するとヘモグロビン A1c に。高血糖が続くと高値を示し、採血時の1〜2カ月前からの血糖値変動が反映されます。

おわりに

　最後に、肝臓の脂肪が減るプロセスを"お金"を例に考えてみましょう。肝臓をはじめ、体に蓄積された脂肪を"銀行預金＝貯蓄"と考えてください。貯蓄なら減らしたくはありませんが、脂肪は違いますね。この貯蓄を減らすには、財布のお金を使い切って、銀行から引き出すしかありません。財布のお金とは、「グリコーゲン」。食事などからとった糖質から人体で合成される多糖類で、肝臓や筋肉に蓄えられます。

　そう、この「グリコーゲン」を使い切らなければ、肝臓の脂肪はけっして減らないのです。
　反対に、食事から摂取する糖が減ると肝臓の脂肪を糖に変えてエネルギーを得ることができます。このシステムを「糖新生」といいます。

　実は、**本書で紹介した7日間のプログラムは"「糖新生」のシステムを発動させる食事法"**といえます。
　ご飯・パン・麺などの量を半分にすると、空腹感に襲われることもあると思います。しかし、それは"脂肪を糖に変える力を高める"ために、避けては通れないプロセスです。最初はつらいかもしれませんが、糖

新生がスムーズになると、少ない量の食事でも効率よく脂肪から糖が作られて血糖値が安定してきます。
「肝臓をいたわる食事」は、**続ければ続けるほど空腹感が少なくなり、ラクになっていく**のです。

　空腹でつらいときは、"今は、肝臓の脂肪がエネルギーに変わるやせタイム"と思考を変換してみてください。そして、空腹時こそ甘い食べ物ではなく、**野菜と良質なタンパク質を補給する習慣を続けてほしいの**です。そうすれば、あなたの肝臓は必ず応えてくれます。

　ダイエットは一生続けるものではありません。7%の減量に成功して脂肪肝が改善したら、ゆるやかに肝臓をいたわる食事を続けながら、体重が維持できる程度に糖質量を増やしていくとよいでしょう。

　本書の食事法でラクにやせることができ、元気がみなぎり、病気にならない人が増えてくれたなら、著者としてこれ以上の幸せはありません。

2022年12月　尾形 哲

尾形 哲（おがた さとし）

長野県佐久市立国保浅間総合病院外科部長、同院「スマート外来」担当医。医学博士。1995年神戸大学医学部医学科卒業、2003年医学部大学院博士課程修了。パリ、ソウルの病院で多くの肝移植手術を経験したのち、2009年から日本赤十字社医療センター肝胆膵・移植外科で生体肝移植チーフを務める。さらに東京女子医科大学消化器病センター勤務を経て、2016年より長野県に移住。一般社団法人日本NASH研究所代表理事。2017年スタートの「スマート外来」は肥満解消と脂肪肝・糖尿病改善のための専門外来。日本NASH研究所では「専門医4人が教える脂肪の落とし方」のオンラインコミュニティも開設（https://i-nashjapan.com/）。著書に『専門医が教える 肝臓から脂肪を落とす食事術』（小社刊）、『肝臓こそすべて』（新星出版社）がある。

`X` @ogatas0520

専門医が教える
肝臓から脂肪を落とす7日間実践レシピ

2023年 1 月19日　初版発行
2024年 5 月15日　12版発行

著者／尾形　哲
発行者／山下 直久
発行／株式会社KADOKAWA
　　　〒102-8177 東京都千代田区富士見 2-13-3
　　　電話　0570-002-301（ナビダイヤル）
印刷所／大日本印刷株式会社